北京协和医院护理丛书

实用临床护理操作手册

主　编　吴欣娟　张晓静

编　委（按姓氏汉语拼音排序）

蔡　晶	董晓兰	董颖越	关玉霞	侯秀凤
黄静雅	李　凡	李红艳	李　丽	李琳凤
李　梅	李玉乐	李　洁	连冬梅	刘爱辉
刘　霞	刘　迎	马　俊	宋　丹	宋晓楠
苏　萌	孙朋霞	田丽源	佟冰渡	王　娟
王　巍	王小翠	王晓杰	魏　宇	谢　丹
徐　园	许　宁	杨　帆	杨晓平	尤丽丽
张丽霞	张　蕊	张　燕	赵海艳	

中国协和医科大学出版社

图书在版编目（CIP）数据

实用临床护理操作手册／吴欣娟，张晓静主编 . —北京：中国协和医科大学出版社，2018.1

ISBN 978 - 7 - 5679 - 0937 - 3

Ⅰ.①实… Ⅱ.①吴… ②张… Ⅲ.①护理学 Ⅳ.①R47

中国版本图书馆 CIP 数据核字（2017）第 246028 号

实用临床护理操作手册

主　　编：吴欣娟　张晓静
责任编辑：王朝霞　李元君

出版发行：**中国协和医科大学出版社**
　　　　　（北京东单三条九号　邮编 100730　电话 65260431）
网　　址：www.pumcp.com
经　　销：新华书店总店北京发行所
印　　刷：北京建宏印刷有限公司

开　　本：889×1194　1/32 开
印　　张：11.75
字　　数：200 千字
版　　次：2018 年 1 月第 1 版
印　　次：2023 年 12 月第 3 次印刷
定　　价：46.00 元

ISBN 978 - 7 - 5679 - 0937 - 3

前　言

护理工作是医疗卫生事业的重要组成部分。随着医学科学的发展，护理新理论、新技术、新方法在临床实践中得到了广泛应用及推广，而护理操作技术是临床护士在实践中必须熟练掌握及运用的重要项目，科学规范护理人员的临床护理操作技术并提出一个统一的标准有利于提高护理质量，保证护理操作和患者的安全。

为不断提升护士的优质护理服务水平，规范专业操作技能，我们从基本护理操作、专科护理操作和急救监护护理操作三方面入手，吸纳并借鉴国内外临床护理实践经验，组织临床护理专家、一线护理骨干、专科护士共同编写了本书。本书从临床护理实践需求出发，将各项操作流程规范统一，提炼精华，但又不忽略细节，更简洁易懂，便于临床护理人员参照，方便被医疗机构、护理院校、相关培训机构采用。

本书共三章二十六节，第一章从基础护理入手，介绍了临床常用基础护理技术操作内容，是护士所必备的技能；第二章从专科护理操作入手，分别介绍了内科、外科、妇科、产科、儿科、五官科、皮肤科的操作，内容翔实，便于实践；第三章介绍了常见急症的处理和监护及急救技术，满足护士临床能力提升的需要。全书图文并茂，深入浅出，注重护理操作技术关键环节的解释和理解，把规范化的操作过程形象化，具有较强的实用性，为提高护士临床岗位胜任力起到帮助。

　　非常感谢各位编写成员的辛勤劳动。由于水平有限，我们在编写过程中如有疏漏和不当之处，敬请各位读者提出宝贵意见。真诚希望此书能有助于护理同仁，为护理事业的发展作出贡献。

编者

2017-11-2

目　录

第一章

常用基础护理操作

规程与注意事项

第一节　无菌技术操作

一、无菌技术操作原则

1．环境　宽敞、清洁，无菌操作前 30 分钟通风，停止清扫，减少走动，降低室内空气尘埃。

2．操作者　剪短指甲、六步洗手法洗手、戴好口罩，必要时戴无菌手套。

3．物品保管

（1）无菌物品与非无菌物品分别放置。

（2）无菌物品必须存放在无菌容器内，无菌容器外（或无菌包外）注明物品名称、灭菌日期，按有效期先后顺序放置。

（3）无菌包过期、受潮应重新灭菌。

4．取无菌物品

（1）面向无菌区，用无菌持物钳取无菌物品。

（2）手臂保持在腰以上水平，不可跨越无菌区。

（3）无菌物品取出后不可再放回容器内。

5．保持无菌

（1）操作时，非无菌物品不可跨越无菌区。

（2）不可面对无菌区讲话、咳嗽、打喷嚏。

（3）无菌包被打湿或无菌物品疑为污染，不可再用。

6. 专用　一套无菌物品，仅供 1 例患者使用，避免交叉感染。

二、无菌持物钳使用法

【目的】

取放和传递无菌物品。

【用物准备】

无菌持物钳、无菌持物罐。

【操作步骤及要点】

操作步骤	要　点
1. 六步洗手法洗手、戴口罩	
2. 准备环境及用物	
3. 检查无菌持物罐的灭菌标记及有效期、有无潮湿、破损（图 1-1）	灭菌指示卡没变色，超过有效期，有潮湿、破损的不能使用
4. 撕开灭菌指示带，按原折顺序逐层打开，将无菌持物罐放置操作地点，就近使用	
5. 手持无菌持物钳，使钳端闭合，垂直取出（图 1-2）	取、放无菌持物钳时，不可触及容器口（图 1-3）
6. 用后闭合钳端，立即垂直放回无菌持物罐内	无菌持物钳不能在空气中暴露太久，防止污染；打开的无菌持物罐有效期为 4 小时 注意：禁止用无菌持物钳夹取油纱、进行换药或消毒皮肤

图 1-1　灭菌标记清晰

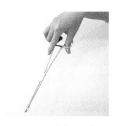　　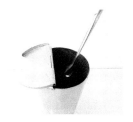

图 1-2　取放无菌持物钳　　图 1-3　取放无菌持物钳

三、无菌包使用法

【目的】

用于换药等无菌操作。

【用物准备】

无菌持物钳、镊子罐、无菌治疗巾、无菌换药包、治疗盘。

【操作步骤及要点】

操作步骤	要　点
1. 六步洗手法洗手、戴口罩	
2. 根据操作目的准备环境及用物	
3. 检查无菌包名称、灭菌标记及有效期、有无潮湿、破损（图 1-4）	超过有效期，有潮湿、破损的无菌包不能使用

续表

操作步骤	要　点
4. 将无菌包放在清洁、干燥的操作台面上	
5. 撕开灭菌指示带，按原折顺序逐层打开无菌包	注意手不可触及包布内面
6. 用无菌持物钳夹取所需物品，放在准备好的无菌区内	
7. 如无菌包内物品未用完，按原折痕包好，注明开包日期及时间贴在包布外侧	打开的无菌包有效期为4小时
8. 如需将无菌包内物品全部取出，可将无菌包托在手上，另一手将无菌包布死角抓住，稳妥地将无菌包内物品放在无菌区内。包布放在操作台下层（图1-5）	

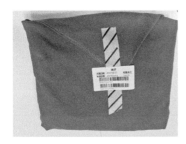

图1-4　无菌包

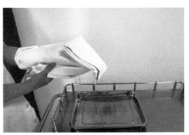

图1-5　无菌包使用法

四、铺无菌盘

【目的】

放置无菌物品（将无菌巾铺在清洁干燥的治疗盘内，形成无菌区，放置无菌物品，以供实施治疗时使用）。

【用物准备】

无菌持物钳、无菌包（内有无菌治疗巾）、治疗盘、笔、胶布。

【操作步骤及要点】

操作步骤	要　点
1. 六步洗手法洗手、戴口罩	
2. 根据操作目的准备环境及用物	
3. 清洁、干燥治疗盘	避免无菌巾潮湿
4. 检查无菌包名称、灭菌标记及有效期，有无潮湿、破损	
5. 打开无菌包，用无菌持物钳取出一块无菌巾，放在治疗盘内	不可触及衣袖及其他非无菌物品
6. 双手捏住无菌巾上层两角的外面抖开，双折铺于治疗盘内	操作时不可跨越无菌区
7. 上层扇形折叠，开口边向外（图1-6）	
8. 放入无菌物品后，展开扇形折叠层，盖住无菌物品，上下层边缘对齐，开口处向上折两次，两侧边缘分别向下折一次。注明铺盘日期及时间（图1-7、图1-8）	覆盖无菌巾时要对准边缘，一次盖好，避免污染。无菌盘有效期为4小时

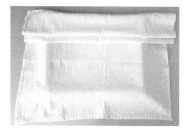

图 1-6　无菌巾扇形折叠

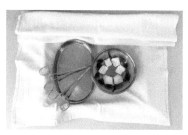

图 1-7　放置无菌物品

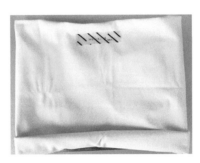

图 1-8　注明铺盘日期及时间

五、无菌容器使用法

【目的】

用于换药等无菌操作（保持已经灭菌的物品处于无菌状态）。

【用物准备】

无菌持物钳、无菌容器（内有无菌弯盘、碗、止血钳 2 把）、无菌治疗巾、治疗盘。

【操作步骤及要点】

操作步骤	要　点
1. 六步洗手法洗手、戴口罩	
2. 根据操作目的准备环境及用物	
3. 检查无菌持物钳、无菌容器的灭菌标记、有效期，包布有无潮湿、破损	
4. 打开无菌治疗巾、持物钳，取持物钳夹取无菌巾，铺于治疗盘内，扇形折叠打开备用。包布置于操作台下	操作时避免跨越无菌区

操作步骤	要　点
5. 打开无菌容器的包布，取持物钳依次夹取无菌碗、无菌弯盘，放于无菌盘内。止血钳放于弯盘内（图 1-9）	覆盖无菌巾时要对准边缘，一次盖好，避免污染；无菌盘有效期为 4 小时
6. 双手捏治疗巾外侧面覆盖治疗碗、弯盘，一次将边缘对齐，将治疗巾下方开口向上反折两次，左右向下各反折一次。标明铺盘的时间日期贴于治疗巾上	

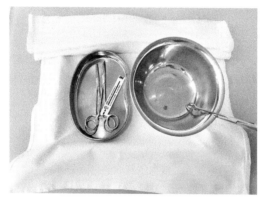

图 1-9　无菌容器使用法

六、取用无菌溶液法

【目的】

供换药、护理治疗操作用（保持无菌溶液的无菌状态）。

【用物准备】

无菌溶液（生理盐水）、无菌持物钳、无菌治疗巾、无菌容器、治疗盘、消毒液、棉签。

【操作步骤及要点】

操作步骤	要 点
1. 六步洗手法洗手、戴口罩	
2. 根据操作目的准备环境及用物	
3. 检查生理盐水的药物名称、生产日期、有效期、瓶身有无裂缝、浮土、瓶口有无松动，倒置瓶身观察溶液无浑浊、沉淀、絮状物，请第二人核对	清洁瓶身，浮土需擦拭；药物过期、质量有问题不可使用
4. 检查无菌持物钳、无菌包的灭菌标记、有效期、包布有无潮湿、破损	
5. 打开无菌治疗巾、持物钳，取持物钳夹取无菌巾，铺于治疗盘内，扇形折叠打开备用，包布置于操作台下	操作时避免跨越无菌区；无菌盘有效期为4小时
6. 打开无菌容器，取持物钳夹取无菌碗放于无菌盘内	
7. 撬开无菌生理盐水瓶盖，取棉签蘸取消毒液分两次消毒瓶口直至瓶颈斜坡处（橡胶瓶塞、玻璃瓶口、瓶颈斜坡）。起始点以手指开启瓶塞处为准（图1-10）	
8. 手握瓶身标签处，冲瓶口后倒入换药碗内适当液体（图1-11）	瓶口高于治疗碗20cm
9. 双手捏治疗巾外侧面覆盖治疗碗，一次将边缘对齐，将治疗巾下方开口向上反折两次，左右向下各反折一次。标明铺盘的时间日期贴于治疗巾上（图1-12）	

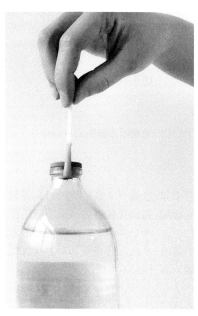

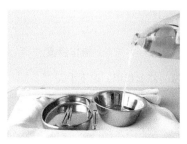

图 1-11　无菌溶液倾侧

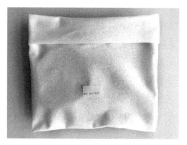

图 1-10　消毒　　　　　图 1-12　标明铺盘时间日期

七、戴无菌手套法

【目的】

在进行医疗护理操作时确保无菌效果（执行无菌操作或接触无菌物品时戴无菌手套，以保护患者，预防感染）。

【用物准备】

无菌手套。

【操作步骤及要点】

操作步骤	要　点
1．修剪指甲，取下手表	防止刺破手套
2．六步洗手法洗手，戴口罩	
3．选择合适的无菌手套；检查无菌手套型号、有效期，包装有无破损、潮湿	发现手套破损应立即更换
4．戴手套 （1）分次提取法戴手套：①一手掀开手套袋开口处，另一手捏住一只手套的反折部分取出手套，对准五指戴上（图 1-13）；②掀起另一只袋口，再用已经戴上手套的四根手指插入另一只手套的反折内面，取出手套，对准五指戴上（图 1-14） （2）一次提取法戴手套：①同时掀开两只手套袋口，分别捏住两只手套的反折部分，取出手套（图 1-15）；②先戴好一只手，再用已经戴上手套的四根手指插入另一只手套的反折内面，同法戴好；③双手调整手套位置，将手套的翻边扣套在工作服衣袖的外面	已戴好手套的手的拇指需翘起，勿接触另一只手套的反折处；戴上的无菌手套的双手应保持在腰部以上视线范围，不可被污染
5．脱手套法 （1）一手捏住另一手套腕部外面，翻转脱下 （2）再以脱下手套的手插入另一手套内，将其往下翻转脱下	操作中勿让污染的手套触及皮肤
6．将手套放入医疗垃圾袋中，统一处理	
7．六步洗手法洗手	

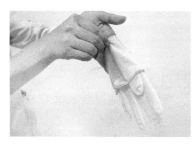 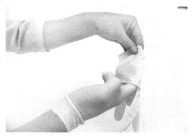

图 1-13　戴无菌手套法　　　　图 1-14　　戴无菌手套法

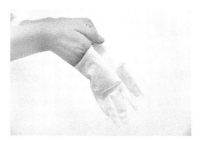

图 1-15　戴无菌手套法

第二节　患者体位更换

一、轴线翻身法

【目的】

①协助脊椎损伤或手术患者改变卧位，保持脊椎平直，避

免再度受伤；②预防压疮；③增进患者舒适。

【用物准备】

枕头。

【评估】

①患者一般状况、合作程度、肢体活动情况等；②观察患者伤口情况、管路情况；③病室环境，安全整洁。

【操作步骤及要点】

操作步骤	要 点
1. 备齐用物，携至患者床旁	
2. 向患者解释操作目的及方法，取得配合	若为颈椎手术患者则先去除固定沙袋
3. 移去枕头	
4. 两名护理人员站在患者将转向的对侧床旁，将患者近侧的手臂放置头侧，远侧的手臂置于胸前	
5. 护理人员的双脚前后分开，一位护理人员双手分别置于患者远侧的肩膀与腰背部，另一位护理人员双手分别置于患者远侧的髋部及股部	
6. 一名护理人员喊口令，两名护理人员动作一致地以整个患者为单位，将患者转向护理人员（图1-16）	所有护理人员动作须一致，保持患者脊椎平直；翻身角度不超过60°
7. 如为颈椎损伤时，需第三名护理人员固定患者的头部，并喊口令，沿纵轴向上略加牵引，使头、颈随躯干一起缓慢移动（图1-17）	

操作步骤	要　点
8. 调整患者姿势至舒适卧位 （1）将枕头纵向放在患者背部以支撑患者，保持脊椎平直（图1-18） （2）协助患者垫枕 （3）患者双膝之间置一枕头 （4）胸腹部放一枕头，手及手臂放于枕上	若为颈椎手术患者妥善放置固定沙袋，如有导管妥善固定
9. 整理病床单位	
10. 检查呼叫系统，确定安全可用，置于患者手侧	
11. 六步洗手法洗手	
12. 记录翻身时间、卧位及皮肤情况	

【健康教育】

1. 告知患者或家属不要自行改变体位。

2. 向患者及家属讲解适度的活动、正确的卧姿可避免并发症的发生。

3. 告知患者如有不适及时告诉护士。

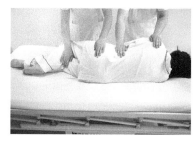

图1-16　轴线翻身法

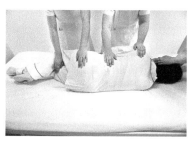

图1-17　轴线翻身法

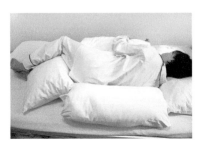

图 1-18　轴线翻身法

二、协助患者更换卧位法

【目的】

①更换体位，增进舒适感；②满足治疗与护理的需要；③预防并发症；④满足患者的身心需要。

【用物准备】

枕头。

【评估】

评估环境宽敞，安全整洁。

【操作步骤及要点】

操作步骤	要　点
1. 备齐用物携至床旁	
2. 向患者解释操作目的及方法，取得配合	更换卧位前后认真检查压疮好发部位的皮肤，妥善固定管路
3. 先将患者平移至将转向的对侧床边，拉起床档	

续表

操作步骤	要　点
4. 护理人员绕行至患者将转向的一侧，将患者近侧的手臂放置于头侧，远侧的手臂放置在胸前，远侧的腿屈曲放于近侧腿旁	协助患者更换卧位时，注意节力原则
5. 护理人员一手置于患者远侧的肩部，另一手置于患者远侧的髋部，将患者转向护理人员（图 1-19）	护理人员动作应轻柔，不可拖拽
6. 放置枕头在患者背部起到支撑作用，放置另一个枕头于患者两腿之间（图 1-20）	骨隆突部位垫软枕
7. 调整患者姿势至舒适卧位	
8. 整理病床单位，必要时拉床档	
9. 检查呼叫系统，确定安全可用，置于患者手侧	
10. 六步洗手法洗手	
11. 记录翻身时间、卧位及皮肤情况	

【健康教育】

1. 向患者及家属说明协助翻身的目的，鼓励患者与家属积极、主动参与。

2. 向患者及家属讲解适度的活动、正确的卧姿可避免并发症的发生。

3. 教会家属正确的翻身方法以及翻身时的注意事项，同时教会患者如何配合。

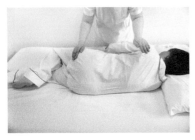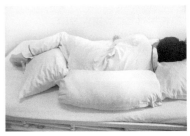

图 1-19 协助患者更换卧位法　　　图 1-20 协助患者更换卧位法

三、搬运技术

【目的】

运送不能起床的患者入院、做各种检查、手术或转运病室，避免患者受到二次伤害，保证患者安全。

【用物准备】

性能完好的平车、毛毯或棉被、枕头、手消毒液、乳胶手套，必要时备中单。

【评估】

①患者的意识状态、肢体肌力、配合能力；②了解患者有无约束、各种管路情况；③根据病情、人员及物品情况选择搬运方法；④对清醒患者解释操作目的，取得配合。

【操作步骤及要点】

操作步骤	要　点
1. 核对患者信息	核对患者床号、姓名、住院号

操作步骤	要　点
2. 妥善放置各种导管，避免移动中滑落，松开盖被，协助患者整理好衣物	搬运时管道避免受压或液体反流
3. 移开床旁椅，床向外移出、固定	使床头能容纳一人的距离
4. 根据患者的活动能力不同选择移动的方法 （1）挪动法（适用于病情许可，能床上活动的患者） 1）推平车至患者床旁，与床平行、靠紧，并将制动闸制动	在搬运过程中保证输液和各种引流的通畅，特殊引流管可先行夹闭，防止牵拉、脱出
2）协助患者将上身、臀部、下肢依次向平车移动 （2）一人法（适用于患儿或体重较轻的患者）（图 1-21） 1）将平车推至患者同侧床尾，使平车头端与床尾呈钝角，将制动闸制动 2）协助患者屈膝，一臂自患者腋下伸至肩部外侧，一臂伸入患者腿下，协助患者移至床旁	搬运者在一侧抵住平车，防止平车移动
3）将患者双臂交叉于搬运者颈后，托起患者移步转身，将患者轻放于平车上 （3）二人法（适用于病情较轻，但不能自主活动或体重较重的患者）（图 1-22） 1）将平车推至患者同侧床尾，使平车头端与床尾呈钝角，将制动闸制动 2）两名护理人员站于病床同侧，将患者移至床边 3）一名护理人员一手托住患者颈肩部，另一手托住腰部 4）另一名护理人员一手托住患者臀部，另一手托住患者腘窝处，使患者身体稍向护士倾斜	搬运过程中注意询问患者的感受

操作步骤	要　点
5）两名护理人员同时合力抬起患者，先把患者移向护理人员近侧，再移步转向平车，将患者轻放于平车上	搬运过程中保证患者安全
（4）三人法（适用于病情较轻，但不能自主活动或体重较重的患者）（图 1-23） 1）将平车推至患者同侧床尾，使平车头端与床尾呈钝角，将制动闸制动 2）三人站于病床同侧，将患者移至床边 3）一名护理人员一手托住患者颈肩部，另一手托住患者肩胛部 4）另一名护理人员一手托住患者背部，另一手托住患者臀部 5）第三名护理人员一手托住患者腘窝处，另一手托住小腿处	
6）由一人发令，三人同时抬起，使患者身体稍向护理人员倾斜，再把患者移向护理人员近侧，同时移步转向平车，将患者轻放于平车上	搬运过程中注意观察患者反应，同时注意节力原则
（5）四人法（适用于病情危重颈、腰椎骨折的患者）（图 1-24） 1）推平车与床平行并靠紧，将制动闸制动 2）在患者腰臀下铺中单，将患者双手置于胸前 3）一名护理人员站于床头，托住患者头及颈肩部 4）另一名护理人员站于床尾，托住患者双腿 5）余两名护理人员分别站于床及平车两侧，紧握中单四角	
6）四人合力抬起患者轻放于平车上	搬运过程中指导患者双上肢置于胸前，保证脊柱在同一直线上

续表

操作步骤	要　点
5. 协助患者取舒适卧位，以盖被包裹患者，拉起护栏	
6. 整理床单位，还原床旁桌椅	
7. 松开平车制动闸，推患者至目的地	

【健康教育】

告知患者在搬运过程中如有不适，及时向护理人员反应。

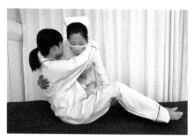

图 1-21　搬运技术

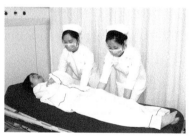

图 1-22　搬运技术

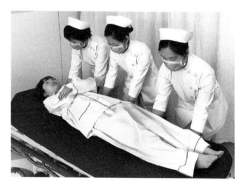

图 1-23　搬运技术

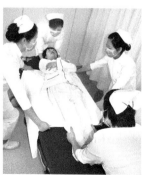

图 1-24　搬运技术

第三节　保护具的应用

一、床档保护

【目的】

保证安全，防止小儿或高热、谵妄、昏迷、躁动、危重患者等因意识不清或虚弱等原因而发生坠床。

【用物准备】

多功能床档病床、半自动床档病床、木杆床档病床。

1. 多功能床档　不用时可插于床尾，用时插入两侧床沿，需要时还可取下。将床档垫于患者背部做胸外心脏按压。

2. 半自动床档　可按需升降。

3. 木杆床档　使用时，将床档放于床的两侧，在床头、床位固定。

【评估】

患者年龄、病情、意识状态、肢体活动、合作程度。

【操作步骤及要点】

操作步骤	要　点
1. 六步洗手法洗手，戴口罩	
2. 核对并解释	告知全面、准确

续表

操作步骤	要　点
3. 取得家属及患者的配合，调整患者适宜体位	
4. 安装床档（图 1-25）	
5. 定时巡视患者，严密观察患者的生命体征及病情变化，合理安排陪护	观察病情及时处理正确
6. 意识模糊、躁动的患者根据需要放置防护垫（图 1-26）	
7. 将病床调至最低位置，并固定好脚刹	
8. 呼叫器、便器等常用物品放在患者易取处	床单位设施安全所需物品配备到位
9. 患者下床前先放下床档，切勿翻越	
10. 加强与患者及家属的交流沟通，关注患者的心理需求，给予必要的生活帮助和护理	沟通及时，满足患者安全需要
11. 定时巡视	

【健康教育】

1. 告知患者及家属床档使用的必要性。

2. 告知患者有不适及时通知医护人员。

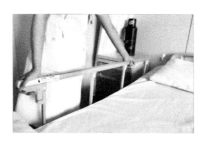

图 1-25　安装床档

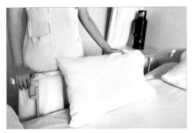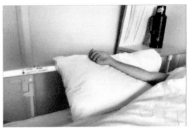

图 1-26　防置防护垫

二、约束法

【目的】

①防止高热、谵妄、昏迷、躁动及危重患者发生坠床、撞伤、抓伤、拔管等意外，保证患者安全；②确保治疗、护理工作顺利进行。

【用物准备】

宽绷带（或自制约束带）、棉垫或纱布、大单。

【评估】

①患者神志、病情、合作程度、肢体活动情况、局部皮肤完整性；②病室环境安全整洁；③向患者及家属解释约束的必要性，以及使用方法，取得同意并让家属签字备案。

【操作步骤及要点】

操作步骤	要　点
1. 护士六步洗手法洗手，戴口罩	
2. 准备用物，携用物至患者床旁，核对患者（图 1-27）	至少用两种方式核对患者信息

续表

操作步骤	要　点
3．肢体约束法 （1）暴露患者腕部或踝部皮肤 （2）检查皮肤情况，包括皮肤色泽、温度及完整性（图1-28） （3）用棉垫或纱布包裹腕部或踝部，再将宽绷带（或约束带）打成双套结，套在棉垫外稍拉紧，使之不松脱（图1-29） （4）将绷带系于两侧床缘（图1-30）	实施约束时，将患者肢体处于功能位；松紧适宜，以能伸进1~2指为宜 必须打死结，不可用活结
4．肩部约束法 （1）暴露患者双肩部 （2）检查皮肤情况，包括皮肤色泽、温度及完整性 （3）将棉垫或纱布垫于患者腋下，将宽绷带（如没有足够宽绷带也可用大单）置于患者双肩下，双侧分别穿于患者腋下，在背部交叉后分别固定于床头。必要时将枕头横立于床头	
5．整理床单位、协助患者舒适卧位，保证肢体处于功能位	
6．再次核对患者。指导患者和家属在约束过程中如果出现局部皮肤颜色、温度改变，及时通知护士。告知患者，护士将定时巡视，观察皮肤情况，定时松解	注意观察受约束部位的血运情况
7．收拾用物，六步洗手法洗手、记录	记录使用保护用具的原因、时间、观察结果、互利措施、解除约束时间

【健康教育】

1．告知患者和家属实施约束的目的、方法、持续时间、重要性，取得他们的理解和配合。

2．告知患者和家属，护士会随时观察局部皮肤有无损伤、皮肤颜色、温度、约束肢体末梢循环状况，并定时松解。

3．告知患者和家属约束期间，应该让患者肢体处于功能位，如果发现局部皮肤颜色、温度改变，及时通知护士。

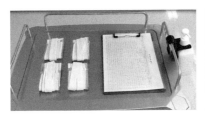

图 1-27　核对

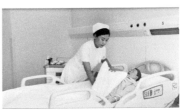

图 1-28　评估病人

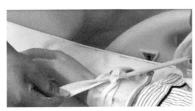

图 1-29　约束

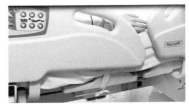

图 1-30　固定

第四节　口腔护理

【目的】

①改善口腔的气味。②增进食欲。③避免口腔感染。

【用物准备】

治疗盘、液状石蜡、棉签、水杯、吸水管、手电筒（昏迷患者：开口器、舌钳）、治疗包、纱球、治疗巾、压舌板、生理盐水、免洗手消毒凝胶。

【评估】

①患者神志、病情、合作程度、口唇及口腔情况、有无义齿、有无胃管。②病室环境，安全整洁。

【操作步骤及要点】

操作步骤	要　点
1. 六步洗手法洗手，戴口罩	
2. 准备用物　检查物品包装、有效期、批号，药液性质。治疗盘上打开治疗包，持物钳、纱球及止血钳在碗内，压舌板在盘内，治疗巾放盘上。所有物品准备好后，把治疗包上边部分翻折回即可（图 1-31～图 1-33）	
3. 消毒双手，推车至患者床旁	免水净手消毒液（简称：手消）需要检查有效期及开启日期
4. 核对床号、姓名，向患者解释口腔护理的目的、方法及配合要点，注意事项；询问患者是否需要排尿或排便并协助其采取适当体位（床头抬高 30°）（图 1-34）	
5. 头偏向右侧，取出治疗巾铺上（燕尾式），放弯盘（弯钳及压舌板放妥）协助漱口，杯子放床头桌上（图 1-35）	
6. 清点纱球，报数→擦口唇→手电筒，压舌板观察口腔情况→压舌板撑开颊部，开始擦两颊（先对后近）→嘱患者咬牙，擦牙齿外侧面由上至下，由磨牙到门齿（先对在近）→嘱患者张开嘴，擦内侧及咬合面（先对再近，先上再下）→擦上腭，不触及软腭→舌上→漱口（水杯及吸管放置车下）→手电观察→擦口唇	擦拭前将纱球拧干，避免患者呛咳；擦拭过程观察患者面色、生命体征，倾听主诉

续表

操作步骤	要　点
7.　再次清点弯盘内纱球，报数→治疗巾擦嘴→口唇涂液状石蜡（图1-36）	
8.　将用过物品放置车下，协助患者取舒适卧位	
9.　放置呼唤器于患者可及处，有需求时呼唤医务人员	
10.　垃圾分类处理用物	
11.　六步洗手法洗手、签字、记录	

【健康教育】

1.　如使用药物进行口腔护理，向患者及家属介绍物品作用。

2.　告知患者如有不适及时告诉护士。

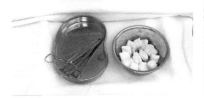

图1-31　用物准备

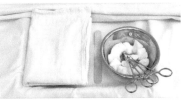

图1-32　用物准备

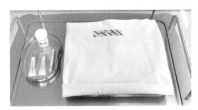

图1-33　口腔护理盘

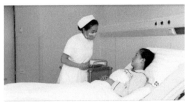

图1-34　沟通与准备

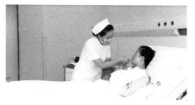

图 1-35　口腔护理

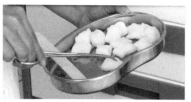

图 1-36　清点纱球

第五节　皮肤护理

一、床上擦浴

【目的】

为卧床患者清洁皮肤。

【用物准备】

小毛巾、大浴巾，酌情备清洁病号服、大单、屏风等。

【评估】

①患者神志、病情、合作程度、体温情况、皮肤情况；②病室环境，安全整洁，屏风遮挡患者。

【操作步骤及要点】

操作步骤	要　点
1. 六步洗手法洗手，戴口罩	

续表

操作步骤	要　点
2. 向患者解释床上擦浴的目的、方法及配合要点，注意事项	
3. 用屏风遮挡后，松开被子，根据情况给予便器	
4. 协助患者脱去上衣，松开腰带，下垫大浴巾，将浸湿的小毛巾拧至半干缠在手上（图1-37~图1-39），以螺旋方式进行擦拭，两块小毛巾交替使用	
5. 擦拭顺序 （1）上肢：①颈外侧→肩→上臂外侧→前臂外侧→手背。②侧胸→腋窝→上臂内侧→肘窝→前臂内侧→手掌；同样顺序擦拭对侧。③背部：侧卧由颈下肩部至臀部，穿好上衣，脱下裤子 （2）下肢：①髋部→股外侧→足背。②腹股沟→股内侧→小腿→内踝。③臀下→股后侧→腘窝→足跟，同样方法擦拭对侧	擦拭中注意保暖；擦拭中注意询问患者感受；操作时间不超过20分钟
6. 擦拭后用大浴巾擦干皮肤，穿好裤子，妥善安置患者（图1-40）	
7. 将用过物品放置车下，协助患者取舒适卧位。	
8. 放置呼唤器于患者可及处，有需求时呼唤医务人员	
9. 整理用物	
10. 六步洗手法洗手，签字、记录	

【健康教育】

1. 告知患者及家属进行床上擦浴的目的。

2. 告知患者如有不适及时告诉护士。

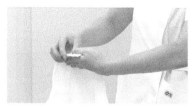

图 1-37　毛巾用法

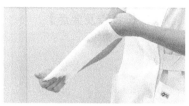

图 1-38　毛巾用法

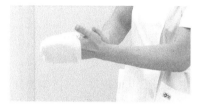

图 1-39　毛巾用法

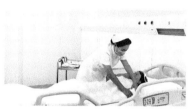

图 1-40　床上擦浴

二、皮肤压力伤的预防与护理

【目的】

①观察、掌握患者皮肤情况，为制定皮肤压伤预防与护理措施提供依据。②根据评估结果，为患者提供相关健康指导。③了解患者接受治疗和护理措施效果。

【用物准备】

Braden 压疮危险因素评估表、润肤油（如凡士林）、保护膜、充气气垫、各种减压工具。

【评估】

①患者：评估发生压疮的危险因素，包括患者病情、意识状态、营养状况、肢体活动能力、自理能力、排泄情况及合作程度等。辨别压疮分期，观察压疮的部位、大小（长、宽、深）、创面组织形态、潜行、窦道、渗出液等；②病室环境。

【操作步骤及要点】

操作步骤	要　点
1. 六步洗手法洗手，戴口罩	
2. 准备用物推车至患者床旁	
3. 核对，向患者解释操作目的及配合方法	
4. 关闭门窗、床帘遮挡	
5. 翻身方法　将患者移至床边，将患者双腿屈曲，同时翻向对侧	患者卧床时应每1～2小时翻身1次，翻身时动作要轻柔，避免拖拉患者造成皮肤损伤 翻身时注意各种治疗措施安置妥当（管路、石膏、牵引等）
6. 清洁皮肤受压部位及骨隆突处，并保持局部清洁，涂抹润肤油	骨隆突处皮肤可使用透明贴或减压贴保护；长期卧床患者应使用充气气垫或采取局部减压措施
7. 压疮 I 期患者，局部使用水胶体敷料保护	
8. 压疮 II～IV 期患者，采用针对性治疗和护理措施，定时换药，清除坏死组织，选择合适的敷料（图1-41）	
9. 对无法判断的压疮和怀疑深层组织损伤的压疮，需进一步全面评估，采取必要的清创措施，根据组织损伤程度选择相应的护理方法	

续表

操作步骤	要　点
10. 放置呼叫器于患者可及处，有需求时呼叫医务人员	
11. 核对患者信息，告知注意事项	
12. 垃圾分类处理用物	
13. 六步洗手法洗手，签字、记录	

【健康教育】

1. 告知患者或家属发生压疮的相关因素、预防措施和处理方法。

2. 指导患者加强营养，增加皮肤抵抗力，保持皮肤清洁干燥，增加创面愈合能力。

3. 告知有感觉障碍的患者避免使用热水袋或冰袋，防止烫伤或冻伤。

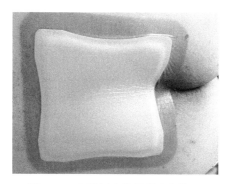

图 1-41　皮肤压力伤的预防与护理

第六节 生命体征测量法

一、体温测量法

【目的】

①了解患者体温情况，判断有无异常；②动态监测体温变化，分析热型及伴随症状；③为诊断、预防、治疗及采取护理措施提供依据。

【用物准备】

治疗车、治疗盘、体温计、纱布、计时器、记录单，测肛温时备润滑油、棉签、卫生纸。

【评估】

①患者病情、年龄、性别、意识、合作程度、自理能力、治疗情况、30分钟内有无剧烈活动、热敷、进食冷热饮、沐浴、情绪波动；②病室环境。

【操作步骤及要点】

操作步骤	要　点
1. 六步洗手法洗手	
2. 备完好体温计至床旁，向患者解释，取得合作	体温计水银柱甩至35℃以下

操作步骤	要　点
3. 协助患者采用舒适姿势	
4. 根据患者的病情、年龄选择测量方法	
5. 测腋温　①擦干腋下汗液；②将体温计置于患者腋下并贴紧皮肤，避免脱落（图1-42）；③10分钟后取出	婴幼儿、意识不清或不合作的患者测温时，护理人员应守候在患者身旁，以免发生意外 极度消瘦的患者不宜测腋温
6. 测口温　①将水银端斜放于患者舌下，嘱患者闭口用鼻呼吸，勿用牙咬体温计；②3分钟后取出	婴幼儿、精神异常、昏迷、不合作、口鼻手术或呼吸困难患者不宜测口腔温度；如不慎咬破温度计，应立即清除口腔内玻璃碎片，再口服蛋清或牛奶延缓汞的吸收。若病情允许，服富含纤维食物以促进汞的排泄
7. 测肛温　①肛表前端涂凡士林润滑剂；②患者取侧卧屈膝位或仰卧位，露出肛门，将肛温计的水银端轻轻插入肛门3～4cm，并用手轻轻提着体温计的另一端；③3分钟后取出，为患者清洁肛周；④用消毒纱布擦拭体温计	腹泻、直肠或肛门手术、心肌梗死及某些心脏疾病患者不可测肛温
8. 读取度数，记录	
9. 整理用物，消毒体温计	
10. 六步洗手法洗手	

【健康教育】

1. 告知患者测量体温的目的。

2. 告知患者不慎咬破温度计时，立即通知护士紧急处理。

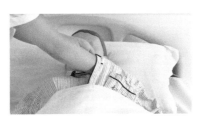

图 1-42　体温测量法

二、脉搏测量法

【目的】

①了解患者脉搏情况，判断有无异常；②动态监测脉搏变化，间接了解心脏状况；③为诊断、预防、治疗及采取处置措施提供依据。

【用物准备】

计时器、记录单、必要时备听诊器。

【评估】

①患者病情、年龄、意识、合作程度；②病室环境。

【操作步骤及要点】

操作步骤	要　点
1. 六步洗手法洗手	
2. 向患者做好解释，取得配合	

续表

操作步骤	要　点
3．协助患者采取舒适姿势，手臂轻松置于床上或桌面	
4．护士以示指、中指、环指的指端按压桡动脉，力度适中，以能感觉到脉搏搏动为宜（图 1-43）	颞动脉、桡动脉、股动脉等均可测；不可用拇指诊脉；偏瘫患者应选择健侧肢体测量
5．一般计测 30 秒，再乘以 2	若脉搏不规则，应测 1 分钟
6．如发现患者脉搏异常，应请其他护士核实	测量脉搏短绌：由两名护士同时测量，一人听心率，一人测脉率，由听心率的护士发出口令同时开始测量，时间为 1 分钟
7．记录结果	脉搏短绌记录形式为"心率 / 脉率"
8．六步洗手法洗手，将所测数值绘于体温单上	

【健康教育】

告知患者准备测脉搏前不要剧烈运动，避免情绪波动。

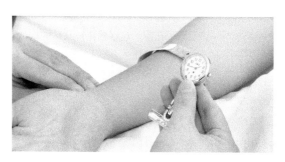

图 1-43　脉搏测量法

三、呼吸测量法

【目的】

①了解患者呼吸状况，判断有无异常；②记录呼吸频率。③动态观察呼吸变化，判断患者呼吸功能情况；④为诊断、治疗及采取处置措施提供依据。

【用物准备】

计时器、记录单、笔，必要时准备少量棉花。

【评估】

①患者病情、年龄、意识、合作程度、自理能力；②病室环境。

【操作步骤及要点】

操作步骤	要　点
1. 护士在测量脉搏30秒后仍保持把脉姿势	
2. 观察患者胸腹，一起一伏为一次呼吸，测量30秒，再乘以2（图1-44）	注意患者呼吸的深浅、节律、形态及有无声音、特殊气味等；若呼吸不规律应测1分钟；呼吸微弱患者，用少量棉花置其鼻孔前，观察棉花被吹动的次数；观察过程不要让患者察觉，以免影响测量结果
3. 六步洗手法洗手，记录患者呼吸频率并绘制在体温单上	

【健康教育】

告知患者准备测量呼吸前不要剧烈运动，避免情绪波动。

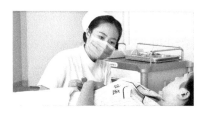

图 1-44　呼吸测量法

四、血压测量法

【目的】

①测量患者血压，判断有无异常；②动态监测血压变化，了解循环系统功能；③为诊断、治疗及采取处置措施提供依据。

【用物准备】

血压计、听诊器、记录单、笔。

【评估】

①患者病情、年龄、意识、合作程度、自理能力、测量前15～30分钟有无情绪波动及运动；②病室环境。

【操作步骤及要点】

操作步骤	要　点
1. 护士六步洗手法洗手	
2. 检查血压计，备齐用物至患者床旁。核对患者并做好解释，取得配合	测血压前患者应先休息5～10分钟，运动后需休息半小时，以消除劳累或紧张因素对血压的影响
3. 协助患者采取坐位或卧位，保持血压计零点、肱动脉与心脏同一水平（图1-45）	

操作步骤	要 点
4. 打开血压计开关，驱尽袖带内空气，平整地缠于患者上臂中部（图 1-46）	松紧以能放入一指为宜，下缘距肘窝 2~3cm
5. 保持视线与血压计刻度平行	
6. 戴上听诊器，将其膜面置于患者肱动脉搏动处，并固定	如需测量下肢血压，应选择腘动脉；偏瘫患者应取健侧测量
7. 向袖带内打气至肱动脉搏动音消失再升高 20~30mmHg，然后慢慢放气	充气不可过猛、过高，防止水银外溢。同时放气不可过快，水银柱下降速度 2~4mmHg/s 为宜
8. 当听到第一波动声时，汞柱所指示的刻度为收缩压（mmHg）	
9. 继续放气，当波动声突然变弱或消失，汞柱所指示的刻度为舒张压（mmHg）	
10. 测量完毕，解开袖带，排尽余气，关闭血压计	如需要，隔 2 分钟后可重复一次上述 4~10 步骤；若血管状态正常，则两次血压相差数值应在 5mmHg 以内
11. 协助患者取舒适卧位后整理用物	长期观察者，做到四定（定时间、定部位、定体位、定血压计）
12. 六步洗手法洗手，签字、记录	

【健康教育】

告知患者准备测量血压前不要运动，避免情绪激动。

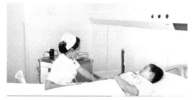 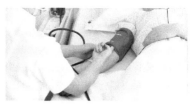

图 1-45　血压测量法　　　　图 1-46　血压测量法

五、疼痛评估

【目的】

疼痛评估是疼痛治疗的前提，准确、及时地对疼痛进行评估可以给临床治疗提供必要的指导和帮助，是有效治疗疼痛的关键。

【用物准备】

VAS（视觉模拟评分标准）卡。

【评估】

①评估疼痛的性质。②评估疼痛程度。

【操作步骤及要点】

操作步骤	要　点
1. 评估前 （1）对床号姓名手腕带信息等，两项以上的信息确定患者的身份 （2）助患者采取舒适的体位，与患者沟通，告知评估的目的，详细解释脸谱图的意义，运用脸谱图，让患者主动选择，不要给予心理暗示取得配合	使用提问和核查腕带两种方法，核对至少两项患者基本信息（如姓名和病案号）脸谱的意义（图 1-47） 视觉模拟评分标准（VAS）： （1）0 分：无痛 （2）0～3 分：轻度疼痛 （3）3～7 分：中度疼痛 （4）7～10 分：重度疼痛

续表

操作步骤	要　点
2．实施评估 （1）疼痛主观资料的评估：疼痛的性质、程度（运用评估图、脸谱图等对疼痛进行量化的评估），区域或部位，持续的时间，增强或减缓因素等	疼痛评估程度及频率： （1）轻度（≤5）以下疼痛患者每天2次，时间为2pm、6am，（与测体温同时），分别评估患者6am-2pm、2pm-6am期间的疼痛情况，记录在相应时间内 （2）中度（＞5）以上疼痛患者每天3次，时间为2pm、10pm、6am（与发热患者测体温同时），分别评估患者6am-2pm、2pm-10pm、10pm-6am期间的疼痛情况，记录在相应时间内 （3）剧痛或需观察用药情况的患者，则遵医嘱按时评估并记录
（2）疼痛客观资料的评估：睡眠、饮食、活动情况，伴随症状（有无恶心、呕吐等），实验室检查疼痛的病史，镇痛治疗的不良反应	镇静评分标准： （1）0分：清醒 （2）1分：困倦 （3）2分：睡着能唤醒 （4）3分：睡着不能唤醒 恶心评分标准： （1）0分：无恶心 （2）1分：轻度恶心 （3）2分：中度恶心 （4）3分：重度恶心 （5）呕吐记次数
（3）情绪、心理、社会状态等 （4）指导患者家属进行疼痛的自我评分	

【健康教育】

1．告知评估的目的，详细解释脸谱图的意义。

2．告知患者或家属疼痛评分的意义。

3．告知家属和患者疼痛评分的标准。

4．指导患者家属进行疼痛的自我评分。

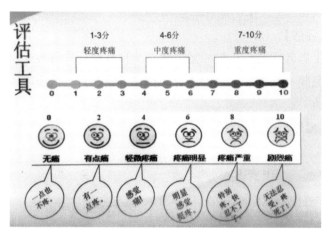

图 1-47 疼痛评估

第七节 胃管置入及应用

一、鼻饲法

【目的】

对不能从口进食的患者，从胃管内灌注流质食物，保证患者摄入足够的营养、水分和药物。

【用物准备】

治疗车、鼻饲管、无菌治疗巾、弯盘、纱布、注射器、棉签、液状石蜡、压舌板、胶布、别针、手套、听诊器、温开水、鼻饲饮食、免洗手消毒液。

【评估】

①患者病情、年龄、意识状态、自理及合作程度；②患者鼻腔黏膜有无肿胀，鼻中隔有无偏曲等情况；③病室环境，安全整洁。

【操作步骤及要点】

操作步骤	要　点
1．插管过程详见胃肠减压法	
2．鼻饲 （1）护士六步洗手法洗手，戴口罩 （2）准备用物 （3）携用物至患者床旁，核对并解释 （4）核对医嘱，检查胃管是否在胃内，用20ml温开水脉冲式冲洗胃管，然后注入鼻饲液 （5）适量不超过200毫升/次，温度适宜，38～40℃ （6）操作中注意观察患者反应 （7）喂完再注入20～40ml温开水脉冲式冲洗管腔，正确处理并固定胃管末端。鼻饲后维持原卧位20～30分钟	床旁评估，查对腕带或床头卡上的床号、姓名、住院号是否正确 每天检查胃管插入的深度(图1-48)，鼻饲前检查胃管是否在胃内并检查患者有无胃潴留（图1-49），胃内容物超过150ml时，应当通知医生减量或暂停鼻饲 患者出现恶心，呕吐等应暂停鼻饲

续表

操作步骤	要　点
3. 拔管 （1）核对患者，解释 （2）戴手套，弯盘置于患者颌下，胃管末端放弯盘内，撕下胶布，嘱患者深呼吸，一手拿纱布，另一手将胃管在患者呼气时拔出，到咽喉处快速拔出	拔管至咽喉部时应快速拔出，避免刺激咽喉部引起患者恶心等不适
（3）为患者清洁鼻腔和面部 （4）协助患者舒适体位	注意操作后再次核对患者信息
4. 整理用物后六步洗手法洗手、记录	

【健康教育】

1. 告知患者或家属勿压迫或牵拉鼻饲管，避免打折或脱出。

2. 嘱家属和患者鼻饲前后均用温水冲洗鼻饲管，避免管路阻塞。

3. 给患者鼻饲混合流食应间接加温以免蛋白凝固。

4. 告知患者如有不适及时告诉护士。

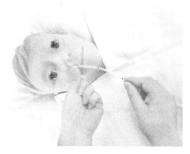

图 1-48　鼻饲法

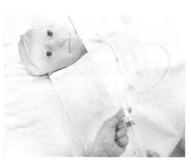

图 1-49　鼻饲法

二、胃肠减压法

【目的】

①解除或缓解肠梗阻所致的症状；②进行胃肠道手术的术前准备，以减少胃肠胀气；③术后减少缝线张力和伤口疼痛，改善胃肠壁血液循环，促进伤口愈合和消化功能恢复；④观察胃肠减压吸出物性状，了解病情变化。

【用物准备】

治疗车、治疗巾、鼻胃管、注射器、液状石蜡、纱布、弯盘、棉签、别针、胶布、压舌板、手套、听诊器、一次性引流袋、胃肠减压装置（负压表头，负压瓶，一次性连接管）、免洗手消毒液。

【评估】

①患者病情、年龄、意识状态、自理及合作程度；②患者鼻腔黏膜有无肿胀，鼻中隔有无偏曲等情况；③病室环境，安全整洁。

【操作步骤及要点】

操作步骤	要　点
1. 护士六步洗手法洗手，戴口罩	
2. 准备用物	根据患者情况选择合适的鼻胃管
3. 携用物至患者床旁，核对并解释	

续表

操作步骤	要　点
4. 协助患者取坐位、半坐位或卧位，颌下铺治疗巾	
5. 清洁鼻腔，戴手套	
6. 测量胃管插入长度（图1-50），成人为45～55cm，液状石蜡润滑胃管前端	测量方法：①从患者鼻尖至耳垂再至剑突的长度；②从患者发际至剑突的长度
7. 由一侧鼻孔插入到14～16cm处，嘱患者做吞咽动作直至预定的长度，插管过程中密切观察患者反应（图1-51）	插管过程中患者出现呛咳、呼吸困难、发绀等，表示误入气管，应立即拔出，休息片刻重插
8. 插管结束后检查胃管是否在胃内	判断鼻胃管在胃内的三种方法：①连接注射器于胃管末端回抽，抽出胃液即可证实（图1-52）；②置听诊器于患者胃区，快速经胃管向胃内注入10ml空气，同时在胃部听到气过水声（图1-53）；③将胃管末端置于盛水的治疗碗内无气泡逸出（图1-54）
9. 妥善固定胃管，在胃管尾端标识留置时间和深度，胃管尾端连接一次性引流袋（图1-56）	鼻胃管应妥善固定（图1-55），防止受压、脱出及打折影响减压效果
10. 根据患者胃肠减压的效果及病情需要，遵医嘱将鼻胃管与负压装置相连接，并准确调节负压值	观察引流液的颜色、性质、量，并准确记录24小时引流总量
11. 协助患者舒适体位，告知患者注意事项，防止打折及脱出	注意操作后再次核对患者信息

续表

操作步骤	要 点
12. 整理用物	
13. 六步洗手法洗手，签字、记录	

【健康教育】

1. 告知患者或家属勿压迫或牵拉鼻胃管，避免打折或脱出。

2. 下床活动时，应先将引流袋取下固定于上衣衣襟处，防止牵拉造成脱管。

3. 告知患者如有不适及时告诉护士。

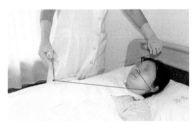

图 1-50 测量长度

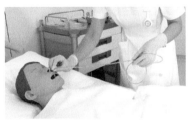

图 1-51 放置胃管

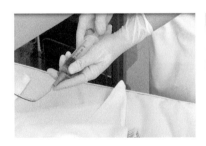

图 1-52 确定胃管位置

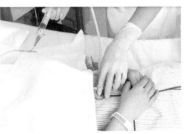

图 1-53 确定胃管位置

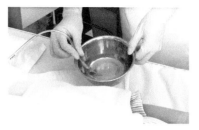 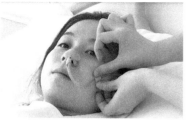

图 1-54　确定胃管位置　　　　　　图 1-55　固定

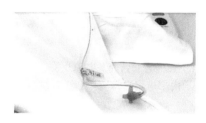

图 1-56　胃肠减压法

三、胃肠营养泵的使用

【目的】

以固定的速度将流质饮食输送至胃（肠道），维持持续性饮食供应。

【评估】

①患者病情、年龄、性别、意识、合作程度、自理能力。②病室环境。

【用物准备】

治疗车、性能完好备用状态的胃肠营养泵，一次性肠内营养输注袋，营养液，一次性 20ml 注射器 2 支，胃肠标识，垫巾，启瓶器，温度适宜的白开水。

【操作步骤及要点】

操作步骤	要　点
1．护士六步洗手法洗手、戴口罩	
2．根据操作目的准备环境及用物	
3．双人核对营养液及医嘱	
4．携用物致患者床旁核对并解释	了解患者主诉，若患者反映胃肠有不适症状，及时向医生汇报
5．抬高床头30°角，打开胃肠营养泵电源开关，听到"嘟"一声表示内部电路自检完毕，注射泵处于待机充电状态	发现报警及时处理
6．观察胃管固定良好，深度与病例签字记录一致（图1-57），将垫巾置于患者胃管接头处，用一次性注射器抽吸胃液，确定胃管位置及有无胃潴留的发生。将抽取的胃液及注射器弃去，再用一次性注射器抽取20ml温水，为患者冲洗胃管	定时冲洗胃管，避免堵管的发生
7．用启瓶器开启营养液，并倒入胃肠营养袋内	
8．将胃肠营养袋输入管装入鼻饲泵内	
9．遵照医嘱，按VOLUME PRE BOLUS设定喂养总量（图1-58），按BOLUS RATE设定喂养速度	
10．按PRIME PUMP准备预冲管路，按AUTO PRIME开始自动预灌注（或按HOLD TO PRIME FLUSH进行冲六步洗手法洗手动预灌注）	
11．按RUN键开始输入流食，并悬挂胃肠营养标识，撤下垫巾	

续表

操作步骤	要　点
12. 再次核对，检查营养液、泵入总量和泵入速度	操作后再次核对患者信息以及流质饮食总用量是否与医嘱、患者实际所需相一致
13. 巡视患者	听取患者主诉，若患者反映胃肠有不适症状，及时向医生汇报
14. 鼻饲泵使用结束后，按 START/HOLD 键停止输入流食	
15. 长按电源开关，待"3""2""1"依次显示完毕后，屏幕灯灭，注射泵处于关机状态	
16. 拔出电源，移走注射泵	
17. 六步洗手法洗手，签字、记录	

【健康教育】

1. 指导患者胃管、鼻饲泵维护的相关注意事项，如需活动，切勿生拉硬拽导管路。

2. 指导患者加强对自身不适如反酸、嗳气等症状的监测。

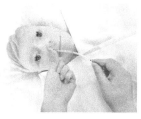
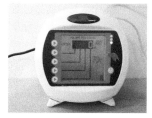

图 1-57　确定胃管位置　　图 1-58　胃肠营养泵的使用

第八节 消毒隔离技术

一、物体浸泡消毒

【目的】

抑制细菌代谢、生长和繁殖，达到消毒的目的，减少交叉感染。主要用于耐湿而不耐高温物品的消毒。

【用物准备】

消毒剂、合适的浸泡容器。

【评估】

消毒物品的种类、要达到的消毒水平。

【操作步骤及要点】

操作步骤	要 点
1. 评估消毒物品的种类及污染程度、要达到消毒水平。临床中常见的物品包括止血带、湿化瓶、药杯等塑料物品及刀、剪及缝合针等锐利器械的消毒	对于被传染性的体液或血液污染的物品应遵循先消毒再清洁再消毒的原则
2. 配置合适浓度的消毒液，一般临床上常用含有效氯 500mg/L 的消毒液进行浸泡消毒。消毒液因定期更换，易挥发的应加盖，并定期检测，保持有效浓度	消毒液应现用现配，严格掌握所用消毒剂的有效浓度、消毒的时间及使用方法

操作步骤	要　点
3．将待消毒物品洗净擦干，去除油脂及血、脓等有机物	待消毒物品应保持干燥，消毒液内不能放入纱布、棉花等，防止降低消毒效力
4．将消毒物品完全浸泡于消毒液内，浸泡时应加盖，置于阴凉、通风处，防止消毒液的挥发	物品的轴节要打开，管腔内要充满液体
5．根据需要浸泡合适的时间，对于止血带、湿化瓶、药杯等一般浸泡半小时，对于有血液等污染的物品如便盆、尿壶等，需延长浸泡时间或提高浓度	护士应熟悉常用消毒液的不良反应，做好防护
6．消毒后的物品应及时用清水冲洗干净	
7．置于清洁的区域内待干	

二、洗手法

【目的】

洗去污垢、皮屑及暂存细菌，降低院内感染率。

【用物准备】

洗手液、流动水、纸巾或干净毛巾或干手设备。

【评估】

手部皮肤及指甲情况、手部污染的程度、操作的范围及目的。

【操作步骤及要点】

操作步骤	要　点
1．洗手前 （1）取下手表、首饰、卷袖过肘（必要时） （2）准备用物	五个必须洗手的时刻：①直接接触患者前；②直接接触患者后；③进行无菌操作或护理程序前；④接触体液或血液后；⑤接触患者直接范围后 注意调节水的温度和水的流量大小，避免污染环境及溅湿工作服
2．洗手流程 （1）打开水龙头，湿润双手 （2）取足量皂液至掌心，揉搓覆盖整个手掌 （3）六步洗手法（图1-59）：①掌心相对，手指并拢，相互揉搓；②手心对手背沿指缝相互揉搓，交换进行；③掌心相对，双手交叉指缝相互揉搓；④弯曲手指使关节在另一手掌心旋转揉搓，交换进行；⑤右手握住左手大拇指旋转揉搓，交换进行；⑥将5根手指尖并拢放在另一手掌心揉搓，交换进行；⑦两手互握互揉搓腕部 （4）在流动水下彻底冲净双手 （5）采用防止手部再污染的方法关闭水龙头。用一次性纸巾／毛巾彻底擦干或用烘干机烘干双手	每个步骤搓洗时间不少于10秒，每个部位揉搓10次。注意清洗指尖、指缝及指关节处冲洗时肘部应高于手掌位置，让水从指尖处流下

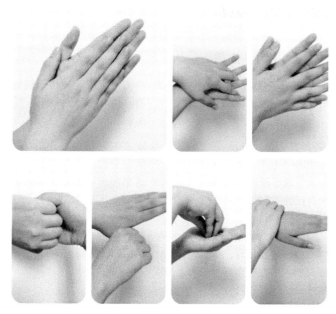

图 1-59　洗手法

三、穿脱隔离衣法

【目的】

保护患者和工作人员免受病原体的侵袭；防止病原体的传播，防止交叉感染。

【评估】

患者的病情，目前采取的隔离种类。

【操作前准备】

①用物准备：隔离衣、挂衣架、洗手设备、污物袋；②环境准备：清洁、宽敞。

【操作步骤及要点】

操作步骤	要　点
1．自身准备　穿好工作服、洗手；戴隔离帽及口罩，取下手表；卷袖过肘	当工作服可能被传染性的分泌物、渗出物污染时需要穿隔离衣
2．穿隔离衣（图1-60） （1）六步洗手法后取衣：面对隔离衣，手持衣领，取下隔离衣，将隔离衣清洁面朝向自己，衣领两端向外折齐，露出肩袖内口 （2）穿衣袖：一手持衣领，另一手伸入一侧袖内，举起手臂，将衣袖穿好；换手持衣领，依上法穿好另一袖，举双手将袖抖下，露出手腕	隔离衣应长短、大小合适，必须完全覆盖住工作服；有破洞或潮湿不可使用；隔离衣的衣领和隔离衣内面视为清洁面，取隔离衣时看清隔离衣是否完好、合适，有无穿过；确定清洁面和污染面
（3）系衣领：两手持衣领，由领子前部中央延领边向后扣上领口	系衣领时污染的袖口不可触及衣领、面部和帽子
（4）扎袖口：扣好袖扣或系上袖带	无袖口或袖带的可忽略此步骤
（5）系腰带自一侧衣缝腰带下约5cm处将隔离衣逐渐向前拉，见到衣边捏住，再依法将另一侧衣边捏住。两手在背后将衣边边缘对齐，向一侧折叠，按住折叠处，将腰带在背后交叉，回到前面打一活结系好	后侧边缘须对齐，折叠处不能松散；手不可触及隔离衣的内面；如隔离衣后侧下部边缘有衣扣，则扣上；穿好隔离衣后，双臂保持在腰部以上，视线范围内；不得进入清洁区，避免接触清洁物品
3．脱隔离衣（图1-61） （1）解腰带：解开腰带，在前面打一活结	腰带不可触及隔离衣的内侧
（2）解袖口：解开袖口，将衣袖向上拉，在肘部将部分衣袖塞入工作衣袖内，露出双手	不要让衣袖外侧面碰到袖内

续表

操作步骤	要　点
（3）消毒双手 （4）解领口：解开领口 （5）脱衣袖：一手伸入另一侧袖口内，拉下衣袖过手（遮住手）再用衣袖遮住的手在外面拉下另一衣袖，两手在袖内使袖子对齐，双臂逐渐退出	消毒手时不能沾湿隔离衣 注意保持衣领清洁 衣袖不可污染手及手臂；双手不可触及隔离衣外面
（6）挂衣钩双手持领，将隔离衣两边对齐整理好后，挂在衣钩上；不再穿的隔离衣，脱下后清洁面向外，卷好投入污物袋中 （7）六步洗手法洗手	如为一次性隔离衣，脱时应使清洁面向外，衣领及衣边卷至中央，弃后消毒双手 隔离衣应每天更换，如有潮湿或污染应立即更换

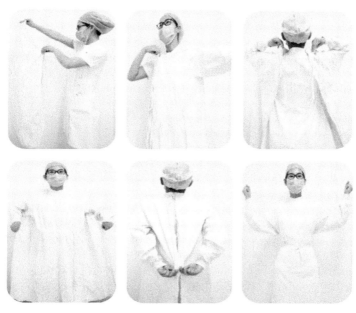

图 1-60　穿隔离衣

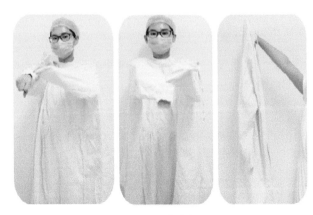

图 1-61　脱隔离衣

四、床单位终末消毒法

【目的】

彻底清除患者所播散、遗留在居室和各种物体上的存活的病原体，防止交叉感染。

【用物准备】

护理车、消毒溶液、毛巾、被服、污衣袋等。

【评估】

患者所患疾病种类、科室所收治患者的易感程度。

【操作步骤及要点】

操作步骤	要　点
1. 操作前 （1）戴手套、口罩，佩戴防护用品（必要时） （2）准备用物	患者出院、转科或死亡后都应该对床单位进行终末消毒，终末消毒应在患者离开后 24 小时内完成

操作步骤	要　点
2．操作流程 （1）携用物至床旁 （2）开窗通风换气 （3）撤下床上用品	
1）床单、被罩、枕套：一般直接放入污物袋，送洗衣中心消毒清洗	对于感染或体液污染的置于双层黄色塑料袋内封口，标记"感染被服"
2）枕芯、被褥：应阳光暴晒 4～6 小时或采用臭氧消毒机进行消毒。有血液、体液污染应送洗涤中心清洗，污染严重无法清洗的应废弃，并按照医疗垃圾进行无害化处理	
3）特殊感染患者的被服物品置于双层黄色塑料袋内封口，按感染性医疗废物焚烧或按国家有关规定回收、处置	对于感染床单位终末消毒处理时要注意自我防护
4）用含有效氯 500mg/L 消毒液依次擦拭床头桌、床头、护栏、床身、床架	抹布必须一床一巾一用一消毒
5）用速干手消毒液六步洗手法搓擦双手	撤下被服后，脱下手套消毒双手再铺床铺，避免病菌经过操作者的手造成更大范围的交叉感染
6）按照护理操作常规铺好床单位	
7）氧气湿化瓶、可重复使用的仪器表头、管道等物品按照物品消毒原则进行浸泡或擦拭消毒	
3．操作后 （1）将护理车推回处置室，将污被服放入被服箱内，由洗衣房收回消毒洗涤 （2）用含有效氯 500mg/L 消毒液擦拭车身 （3）将抹布用含有效氯 500mg/L 消毒液浸泡30 分钟，清水冲洗晾干备用 （4）六步洗手法洗手	

第九节　给药法

一、口服给药法

【目的】

协助患者安全、正确地服用药物。

【用物准备】

发药盘或药车、药物、服药卡、医嘱执行单（本）、水壶（内盛温开水），需要时备药匙、量杯、滴管、研钵、包药纸及吸水管等。

【评估】

①患者意识、治疗情况、用药史、过敏史、不良反应史；②有无口腔、食管疾病，有无吞咽困难及呕吐，是否留置鼻饲管；③患者的自理能力、对药物了解程度、合作程度。

【操作步骤及要点】

操作步骤	要　点
1. 洗手	
2. 推药车或持发药盘至患者床旁（图1-62）	了解药物性质、服用方法
3. 协助患者取舒适体位，再次核对药物，待患者服用后离开（图1-63）	

续表

操作步骤	要　点
4. 对不能自行服药的患者，要将药物用水喂服	白开水送服；缓释片、肠溶片及胶囊不可嚼碎 观察患者服药后的反应，如服用强心苷类药物需要加强对心率、心律、脉率的监测
5. 六步洗手法洗手，签字、记录	

【健康教育】

1. 告知患者及家属服药目的，药物相关知识，服药的特殊要求及注意事项。

2. 指导患者遵医嘱按时、安全、正确服药。

3. 告知患者注意观察药物效果与反应。

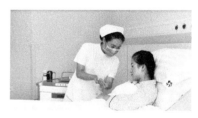
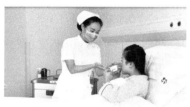

图 1-62　沟通解释　　　　　图 1-63　协助喂药

二、皮内注射法

【目的】

①进行药物过敏试验；②预防接种；③局部麻醉。

【用物准备】

注射盘、1ml 一次性无菌注射器、4～4.5 号针头（以上物品按医嘱备好药液后放置在无菌盘内)，治疗车，医嘱执行单。

【评估】

①患者的一般情况，包括年龄、营养状况、自理能力及合作程度、沟通能力等；②患者的病情，包括疾病诊断、意识、身体状况等；③注射部位，包括局部皮肤状况、注射侧肢体的活动度等；④患者的过敏史、用药史及不良反应史。

【操作步骤及要点】

操作步骤	要　点
1. 护士六步洗手法洗手、戴口罩	
2. 携物品至病床旁，核对床号、姓名，向患者解释用药目的、方法及注意事项。如做过敏试验，询问有无过敏史	过敏史者不可做药物过敏试验
3. 选择部位：预防接种在上臂三角肌外侧，过敏试验在前臂掌侧下 1/3 处	
4. 协助患者采取合适的体位，暴露注射部位	
5. 以 75% 酒精消毒皮肤，待干。核对药物，注射器排气	做皮试消毒皮肤时，慎用含碘或酒精溶液，以防影响局部反应的判断，或与碘、酒精的变态反应相混淆。可以 0.1% 新洁尔灭消毒皮肤
6. 左手绷紧注射部位皮肤，右手持注射器，针头斜面向上与皮肤呈 5° 刺入皮内。待针尖斜面全部进入皮内后以左手拇指固定针栓，右手推注药液 0.1ml 局部可见皮丘，并显露毛孔（图 1-64）	不应抽回血；把握进针角度，避免将药液注入皮下

续表

操作步骤	要　点
7. 注射完毕拔出针头，切勿按压	
8. 记录时间、告知注意事项，清理用物	
9. 六步洗手法洗手，签字、记录	
10. 按规定时间观察结果并记录	

【健康教育】

1. 告知患者皮内注射的目的、方法及配合要点。嘱患者勿揉擦局部皮肤。

2. 告知患者出现任何不适症状时，要立即通知医护人员。

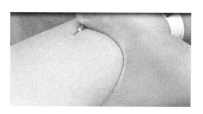

图 1-64　皮内注射

三、皮下注射法

【目的】

①需迅速达到药效和不能或不宜经口服给药时；②预防接种；③局部给药，如局部麻醉用药。

【用物准备】

注射盘、1～5ml 一次性无菌注射器、5.5～6 号针头（以上物品按医嘱备好药液后放置在无菌盘内），治疗车，医嘱执行单。

【评估】

①患者的一般情况，包括年龄、自理能力、营养状况、合作程度及沟通能力等；②患者的病情，包括疾病诊断、身体状况、意识状态等；③注射部位，包括局部皮肤和皮下组织状况、注射侧肢体活动度情况等；④患者的过敏史、用药史。

【操作步骤及要点】

操作步骤	要　点
1. 护士核对医嘱，洗手、戴口罩	
2. 携物品至病床旁，核对床号、姓名，向患者解释用药目的、配合要点及注意事项	
3. 选择注射部位　常用部位有上臂三角肌下缘上臂外侧、股外侧、腹部等；协助患者采取合适的体位，暴露注射部位	长期注射者，应有计划地更换注射部位，以防局部产生硬结
4. 消毒皮肤，待干	
5. 核对药物，注射器排气；左手绷紧皮肤，右手持注射器，以示指固定针栓，使针头与皮肤成 30°～40°，对于过瘦的患者可捏起注射部位局部组织，同时减小穿刺角度；迅速刺入针头的 2/3 或 1/2，固定针栓，抽吸活塞，如无回血即可缓慢推注药物（图 1-65）	针头刺入角度不宜超过 45°，以免刺入肌层。尽量避免应用对皮肤有刺激作用的药物作皮下注射
6. 注射毕，以干棉球轻压针刺入，快速拔针勿按揉	
7. 安置患者于舒适体位，告知注意事项、处理用物	
8. 六步洗手法洗手、签字、记录	

【健康教育】

1. 告知患者用药目的、注意事项及配合要点。

2. 告知患者做好用药疗效观察，长期用药者做好注射部位的维护。

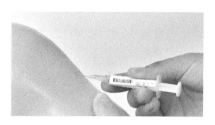

图 1-65 皮下注射

四、肌内注射法

【目的】

①需迅速发挥药效或不能口服的药物；②不宜或不能做静脉注射的药物，且要求比皮下注射更迅速发生药效；③注射刺激性较强或药量较大的药物。

【用物准备】

注射盘、5ml 一次性无菌注射器、6～7号针头、按医嘱备好药物放置在无菌盘内，医嘱执行单。

【评估】

①患者的一般情况、营养状况、自理能力、合作程度、意识、过敏史及用药史等；②注射部位皮肤肌肉组织状况、肢体活动度等情况。

【操作步骤及要点】

操作步骤	要　点
1．护士核对医嘱，六步洗手法洗手，戴口罩	
2．携物品至病床旁，核对床号、姓名，向患者解释用药目的、配合要点	
3．选择注射部位：常用臀大肌、臀中肌、臀小肌、股外侧肌及上臂三角肌	臀大肌取髂前上棘与尾骨连线的外上 1/3 处；臀中肌取髂前上棘外侧 3 横指处（以患者的手指宽度为准）；股外侧肌取股中段外侧，膝上 10cm、髋关节下 10cm，约 7.5cm 宽的区域；上臂三角肌取上臂外侧，肩峰下 2～3 横指 2 岁以下婴幼儿不宜选臀大肌注射，以免损伤坐骨神经
4．帮助患者取合适的体位　暴露注射部位，注意保护患者的隐私	
5．消毒皮肤　消毒范围直径至少 5cm，消毒后待干	
6．核对药物，驱尽注射器内的空气；左手拇指、示指绷紧皮肤，右手以握笔式姿势持针，中指固定针栓，迅速垂直刺入肌肉内 2.5～3cm（针长度的 2/3，消瘦者及小儿酌减），松开左手并用左手抽动活塞，若无回血，缓慢注入药液（图 1-66）	注射时做到"二快一慢"，即进针快、拔针快、推药慢注意观察用药后的疗效及不良反应

续表

操作步骤	要　点
7. 注射完毕，以无菌干棉签或干棉球轻压进针处，快速拔针并按压片刻	
8. 协助患者整理衣物及床单位，安置患者于舒适体位、处理用物	
9. 六步洗手法洗手，签字、记录	

【健康教育】

1. 告知患者肌内注射方法、注意事项和配合要点、药物作用和副作用。

2. 对于因长期多次注射出现局部硬结的患者，指导其局部热敷的方法。

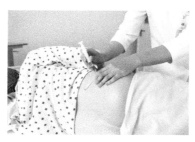

图 1-66　肌内注射法

五、静脉注射法

【目的】

①药物不宜口服、注射，但需要迅速发挥药效时；②做造

影等诊断性检查；③用于静脉营养治疗。

【用物准备】

注射盘、无菌注射器（根据药液量选用规格）、7～9号针头或头皮针、止血带、治疗巾、按医嘱备药液放在无菌盘内。

【评估】

①患者的一般情况，包括营养状况、合作程度等；②患者的病情、所注射药物；③注射部位的血管状况、肢体活动度等情况。

【操作步骤及要点】

操作步骤	要　点
1. 护士核对医嘱，六步洗手法洗手、戴口罩	
2. 携物品至病床旁，核对床号、姓名，向患者解释用药目的、配合要点	
3.选择合适静脉　四肢浅静脉：肘部静脉（贵要静脉、正中静脉、头静脉），腕部、手背、足背部浅静脉	长期用药者由远端到近端选择使用血管
4. 注射部位下置静脉小垫枕，铺治疗巾，穿刺处上部约6cm处系紧止血带，消毒剂消毒皮肤，待干（图1-67）	
5. 排尽注射器内空气，左手拇指绷紧静脉下端皮肤，右手持注射器针头斜面向上，与皮肤呈20°，于静脉上方或侧面刺入皮下，再沿静脉方向潜行刺入，见回血可再沿静脉进针少许（图1-68）	

续表

操作步骤	要　点
6. 松开止血带，固定针头缓缓注入药液	根据病情和药物，掌握推注药物的速度，并观察注射局部及患者反应 对组织有强烈刺激的药物，先用生理盐水注射器穿刺，并注入少量生理盐水，再调换有药物的注射器进行注射，以防药物外溢发生刺激和坏死
7. 注射完毕，以干棉签按压穿刺点迅速拔出针头，按压局部片刻，勿按揉	
8. 如无出血取下棉签，安置好患者，整理床单位、整理用品	
9. 六步洗手法洗手，签字、记录	

【健康教育】

1. 告知患者给药方式和配合要点，药物的作用及注意事项。

2. 告知患者给药后注意观察自身反应及疗效。

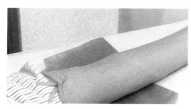

图 1-67　选取血管及消毒

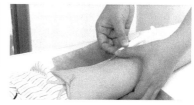

图 1-68　静脉穿刺

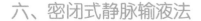

六、密闭式静脉输液法

【目的】

①纠正水、电解质紊乱及维持酸碱平衡；②补充营养、供给热量，治疗疾病；③增加循环血量。

【用物准备】

治疗车、治疗盘、碘伏（或碘酒）、酒精、棉棒、输液器、穿刺针、止血带、垫巾、胶布、输液贴、免洗手消毒液、医用垃圾及生活垃圾袋、锐器盒、遵医嘱准备药液。

【评估】

①患者神志、病情、药物过敏史、合作程度、肢体活动情况、血管条件、局部皮肤完整性等；②病室环境，安全整洁。

【操作步骤及要点】

操作步骤	要　点
1. 护士核对医嘱，六步洗手法洗手，戴口罩	
2. 准备用物	碘伏（或碘酒）、酒精及手消毒液需要检查有效期及开启日期
3. 根据医嘱准备药液：检查药品包装、效期、批号、药液性质，另一人核对后连接输液器	
4. 推车至患者床旁。核对床号、姓名，向患者解释输液治疗的目的、方法及配合要点，注意事项；询问患者是否需要排尿或排便，并协助其采取适当体位	

续表

操作步骤	要　点
5. 将药瓶倒挂在输液架上排气，第1次排气，使输液管内充满液体	第1次排气液体至胶皮管，排气后将输液器挂在墨菲滴壶胶塞处
6. 选择合适的静脉，将垫巾和止血带放置于患者穿刺部位下方，消毒皮肤，待干；备胶布或输液贴，在穿刺点上方扎紧止血带，再次消毒	止血带距离穿刺点6～10cm
7. 连接头皮针，拔除针帽，第2次排气，进行穿刺（图1-69）见回血将针头再顺静脉送入少许，松开止血带，打开调节器，以胶布或输液贴固定针头，取下止血带和治疗巾，将输液肢体放置舒适，必要时，用夹板固定	固定时需蝶形交叉固定
8. 根据病情调节输液速率（图1-70）	调滴速时，表与墨菲滴壶在同一水平
9. 放置呼唤器于患者可及处，有需求时呼唤医务人员	
10. 垃圾分类处理	
11. 六步洗手法洗手、签字、记录	

【健康教育】

1. 告知患者或家属输注液体名称、作用。

2. 嘱家属和患者不要随意调节输液器；输液肢体保持稳定。

3. 告知患者如有不适及时告诉护士。

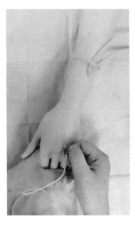
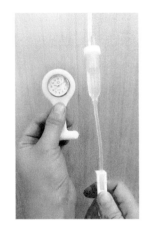

图 1-69　静脉穿刺　　　　图 1-70　调节速度

七、常规体表留置针法

【目的】

①较少反复穿刺，减轻患者痛苦；②保护血管；③建立快速静脉通道，便于给药和救治。

【用物准备】

治疗车、注射盘、一次性无菌输液器、不同规格的留置针、肝素帽、治疗巾、止血带、胶布、开瓶器、瓶套、砂轮、密闭液体瓶（输液袋）及药物、注射器、输液卡、垫巾、医嘱执行单，必要时备夹板及绷带等。

【评估】

①患者的一般情况，如意识、营养状况、自理能力、合作程度、沟通能力等；②患者的病情，包括疾病诊断、身体状况、过敏史等；③输液部位，包括穿刺点皮肤及血管状况、肢体活动度等情况。

【操作步骤及要点】

操作步骤	要　点
1. 护士六步洗手法洗手，戴口罩	
2. 根据医嘱准备并检查用物（图1-71）	
3. 将用品推至床旁，核对床号、姓名，向患者做好解释，介绍操作的目的、方法和注意事项，并协助其采取合适的体位	
4. 将液体瓶倒挂在输液架上排气，使输液管内充满液体	第1次排气液体至胶皮管
5. 选择合适的静脉	选择柔软而富有弹性且较直的静脉。成人可选择上肢背面和桡侧的静脉
6. 将垫巾和止血带放置于患者穿刺部位下方，消毒皮肤，待干；备胶布	消毒范围不小于8cm×8cm（图1-72）
7. 扎紧止血带，再次消毒	止血带距离穿刺点10cm
8. 去除针帽，旋转松动留置针外套管，针头斜面向上，一手绷紧皮肤，一手的拇指与示指握紧留置针回血腔的两侧，以15°~30°进针，直刺血管（图1-73），见回血后，压低角度，将穿刺针送入少许。一手固定针芯，一手拇指与示指将外套管全部送入血管。松开止血带，并压住导管尖端处的静脉以防止溢血，抽出针芯。连接肝素帽或无针输液装置。用无菌透明膜固定静脉留置针座。在透明膜上注明置管时间（图1-74）	
9. 遵医嘱调节滴速	

续表

操作步骤	要　点
10. 垃圾分类处理	
11. 六步洗手法洗手，签字、记录	

【健康教育】

1. 向患者及家属告知留置针的目的及留置时间。注意保护使用留置针侧的肢体，避免过度用力和剧烈活动，避免下垂姿势以免重力作用造成回血，从而堵塞导管。

2. 嘱患者穿刺肢体保持干燥，沐浴时可用塑料薄膜加以保护。如果患者出汗多、黏性丧失或有污染情况发生，应及时更换。

3. 嘱患者注意观察穿刺部位有无异常，如发现有红、肿、热、痛现象，应立即告知护士。

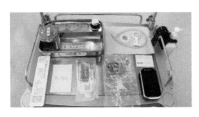

图 1-71　用物准备

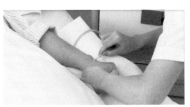

图 1-72　皮肤消毒

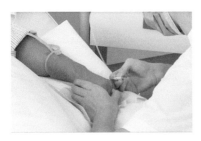

图 1-73　静脉穿刺

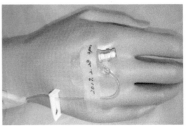

图 1-74　注明时间

八、PICC 维护技术

【目的】

①保持 PICC 穿刺点、周围皮肤清洁；②积极预防 PICC 穿刺点出血、管路感染等并发症的发生。

【用物准备】

治疗车、治疗盘、PICC 换药包、治疗巾、PICC 透明贴膜（10cm×12cm）、无菌手套、输液接头、10ml 或 20ml 注射器、10ml 预冲注射器、肝素盐水（10U/ml）、免水净手消毒液。

【评估】

①患者病情、意识状态、自理程度及合作程度；②评估患者对 PICC 管路维护知识的掌握程度；③评估病室环境。

【操作步骤及要点】

操作步骤	要　点
1. 衣帽整洁。六步洗手法洗手，戴口罩	
2. 准备用物	用物准备齐全，均在有效期内
3.携物品至患者床旁,核对并解释操作目的。查看维护手册	两种以上识别方法
4. 协助患者取舒适体位，平卧位或者坐位	
5. 向患者解释操作方法及配合指导	
6. 用皮尺测量肘横纹上 10cm 处臂围	测量准确
7. 去污渍：揭开固定输液接头的胶布，用 75% 酒精溶液去除接头及其周围胶布印迹，消毒接头下的皮肤	

操作步骤	要　点
8. 更换输液接头 （1）免水净手消毒液 （2）打开输液接头包装备用 （3）取出预冲注射器，释放压力，安装输液接头，排气，备用 （4）卸下旧接头 （5）免水净手消毒液；戴无菌手套	注意无菌原则
（6）用 75% 酒精消毒棉签机械擦拭消毒管路接头的横截面及外壁；消毒彻底，时间 ≥ 15 秒	消毒擦拭到位，时间不小于 15 秒
（7）连接新接头	
（8）冲管和封管：0.9%NaCl 溶液 10ml 脉冲式冲洗导管，再用肝素盐水（2~3ml）正压封管 （9）脱手套	冲管及封管时使用 10m 或 20ml 注射器；正压封管正确（封管液余 0.5~1ml 时拔除注射器）
9. 更换透明敷料 （1）去除胶带	
（2）去除旧贴膜：拇指按压穿刺点，沿四周 0 角度平拉透明贴膜，固定导管，自下而上 180° 去除原有透明贴膜（图 1-75）	去除旧贴膜时自下而上，切忌将导管不慎脱出；若导管不慎脱于体外切莫自行插入，防止导管感染发生
（3）评估穿刺点有无红肿、渗血、渗液，体外导管长度变化等	
（4）打开 PICC 换药包，治疗碗内分别倾倒适量酒精和碘伏，透明贴膜置于换药包无菌区域	注意无菌原则
（5）戴无菌手套	

操作步骤	要　点
（6）酒精去脂、消毒：左手持无菌纱布置于输液接头处将导管轻轻捏起，右手持酒精消毒棉签1根，避开穿刺点直径1cm处由内向外螺旋消毒3遍；顺序：顺时针－逆时针－顺时针；消毒范围：直径≥15cm（大于透明敷料面积）（图1-76）	酒精消毒避开穿刺点，消毒面积要达标；消毒时注意避免导管脱出
（7）碘伏消毒：以穿刺点为中心由内向外螺旋消毒3遍；顺序：顺时针－逆时针－顺时针；消毒面积大于贴膜面积且小于酒精消毒面积（图1-77）	消毒时注意避免导管脱出
（8）消毒，待干，合理摆放导管位置	
（9）贴膜固定：无菌胶带固定白色固定翼处；无张力放置透明贴膜，且由内向外逐步平压贴膜，贴膜覆盖穿刺点及导管灰色接头1/2-2/3处为宜；蝶形交叉固定于灰色接头处（图1-78～图1-80）	注意屈肘时导管切勿打折穿刺点在敷料中心，且透明敷料覆盖穿刺点及导管灰色接头1/2～2/3处为宜；蝶形交叉固定于灰色接头处
10. 脱手套，记录更换日期时间（图1-81）	
11. 协助患者舒适体位，给予交待注意事项	
12. 消毒双手，记录签字	
13. 整理用物后再次洗手，填写PICC维护记录单	

【健康教育】

1. 告知患者PICC管路固定的重要性，防止脱出。

2. 告知患者出现PICC管路穿刺点渗血渗液、上肢肿胀等异常情况及时就诊。

3. 给予患者进行置管上肢活动指导、从而避免上肢肿胀、血栓等并发症的发生。

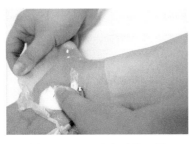

图 1-75　180 度角平拉旧膜

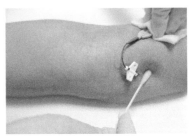

图 1-76　酒精去脂、消毒

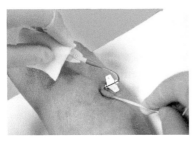

图 1-77　碘伏消毒

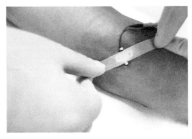

图 1-78　无菌胶带固定白色固定翼

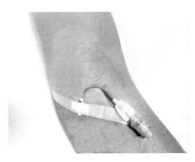

图 1-79　黏贴透明贴膜

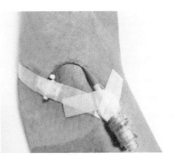

图 1-80　蝶形交叉固定

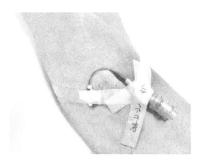

图 1-81　记录维护时间

九、输液港维护技术

【目的】

①静脉化疗；②营养支持治疗：包括药物治疗 / 静脉输液、全胃肠外营养（TPN）、输血及血制品；③留取血标本。

【评估】

①患者病情、用药情况、凝血功能、意识状态及合作程度；②病室环境；③治疗室环境。

【用物准备】

穿刺：治疗车、输液港无损伤穿刺针、一次性输液接头、预充式 10ml 生理盐水、一次性透明贴膜（10cm×12cm）、无菌治疗巾、无菌治疗盘、一次性换药盘、拆线包、一次性无菌手套、络合碘、75% 酒精溶液、快速手消毒液、静脉通路标识贴、医用垃圾袋、生活垃圾袋、锐器桶。

拔针：治疗车、治疗盘（内置一次性无菌棉签、安尔碘）、预充式 10ml 生理盐水、快速手消毒液、锐器桶、医用垃圾桶、生活垃圾桶。

【操作步骤及要点】

操作步骤	要 点
穿刺	
1. 护士六步洗手法洗手，戴口罩	
2. 用物准备 无菌治疗盘内依次打入：拆线包、无菌治疗巾、一次性透明贴膜、一次性换药盘、预充式 10ml 生理盐水。治疗盘打包完毕做好时间标记	评估治疗环境：光线充足，台面整洁 用物核对：双人核对用物有效期、外包装等均合格
3. 携用物至患者床旁，核对患者信息，向患者解释操作目的及步骤以取得患者配合	请患者自述姓名并核对手腕带信息
4. 协助患者到仰卧位，充分暴露注射座部位皮肤	拉好窗帘，注意保护患者隐私做好遮挡
5. 快速手消毒液消毒双手后打开治疗盘，依次打入无损伤针、输液接头，倾倒适量络合碘及 75% 酒精溶液于一次性换药盘内。	倾倒消毒液时注意勿跨越无菌区
6. 戴好一次性无菌手套	
7. 用一次性无菌镊子夹取拆线包内无菌纱球蘸取适量消毒液，以注射座为中心螺旋状消毒皮肤，消毒直径 >10cm。先用酒精再用络合碘，分别消毒 3 遍	酒精与络合碘间注意更换一次性无菌镊子
8. 消毒液待干过程中连接无损伤针、输液接头、预充式 10ml 生理盐水	
9. 扇形打开无菌治疗巾铺于患者胸前，双角朝上包围注射座	

续表

操作步骤	要　点
10. 拔掉无损伤针针帽并排气，再次核对患者信息	操作中核对
11. 主力手拇指及示指向上折起无损伤针针翼并固定，非主力手拇指、示指、中指呈等边三角形固定好注射座及皮肤，垂直向下快速刺入注射座中心部位皮肤直达储液槽底部。抽回血通畅确认针头位置无误（图 1-82～图 1-84）	穿刺速度宜快
12. 生理盐水 10ml 脉冲式封管后夹闭无损伤针	
13. 将拆线包内无菌纱布做成切口纱垫于无损伤针直角弯折处（图 1-85）。贴好贴膜并妥善固定，做好穿刺时间标记	亦可使用尺寸适宜的一次性无菌成品切口纱
14. 摘掉手套，使用快速手消毒液消毒双手。再次核对患者信息。协助患者取舒适卧位，整理床单位，将呼叫器置于患者枕边	操作后核对
15. 消毒双手后整理用物。按照垃圾处理原则处理各类垃圾	
16. 六步洗手法洗手，签字、记录	
拔针	
1. 护士六步洗手法洗手，戴口罩	
2. 信息核对、体位摆放及隐私保护同前	
3. 安尔碘消毒输液接头两遍	每遍旋转搓擦持续 15 秒以上
4. 生理盐水 10ml 脉冲式封管后夹闭针无损伤针	

操作步骤	要点
5. 沿贴膜四周边缘零角度抻拉揭除贴膜至无损伤针针翼部位，用无菌棉签轻轻按压无损伤针针翼后揭除贴膜（图 1-86）	零角度揭除贴膜可最大限度减轻贴膜与皮肤黏贴张力
6. 撤除切口纱，主力手拇指及示指向上折起无损伤针针翼并固定，非主力手持无菌棉签按压固定注射座，主力手快速向上拔出无损伤针同时非主力手用无菌棉签按压穿刺点，按压时间持续 3~5 分钟	拔针速度宜快注意操作中核对
7. 用物整理及垃圾分类处理同前	勿忘操作后核对
8. 六步洗手法洗手、签字、记录	

【健康教育】

1. 为确保输液港使用寿命，必须使用输液港专用无损伤穿刺针穿刺。

2. 无损伤针 1 次穿刺可留置 1 周，需妥善固定，防止脱出。

3. 若连续 4 周以上不使用输液港，需穿刺冲洗 1 次。

4. 避免重力撞击输液港植入部位。

5. 输液港植入侧肢体避免过度运动，如引体向上、提重物、打球等。

6. 只有港体导管及无损伤针均为抗高压型时才能用于高压注射造影剂。

7. 若患者凝血功能受损，拔针后按压时间需延长至穿刺点无活动性出血为止。

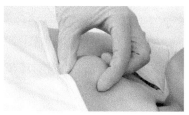

图 1-82　固定输液管

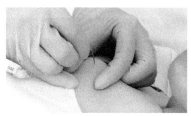

图 1-83　垂直穿刺

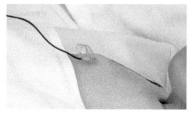

图 1-84　确认针头位置

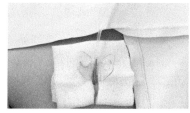

图 1-85　安置固定

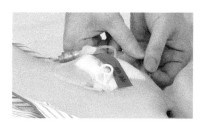

图 1-86　揭除贴膜

十、微量注射泵的使用

【目的】

精准控制输液速速，是药液速度均匀、用量准确安全地进入患者体内发生作用。

【用物准备】

静脉输液用物，贝朗注射泵，泵管，泵针，一次性三通。

【评估】

①患者穿刺部位的皮肤、血管和输液情况；②周围环境（安置注射泵的支架或是台面）。

【操作步骤及要点】

操作步骤	要　点
1. 护士六步洗手法洗手，戴口罩	
2. 向患者解释注射泵的方法、目的并取得配合	
3. 遵医嘱配置药物，连接注射泵泵针泵管，连接输液器，三通，排气	
4. 将泵针安装在注射泵上：向上推动推杆锁（图1-87），拉出推杆（图1-88），向外拉出针筒夹，逆时针转动90°；安装泵针（或注射器），使推杆锁复位；针筒夹复位（图1-89）	
5. 携用物至患者床旁	执行查对制度，告知患者用药内容及目的
6. 协助患者取舒适、安全卧位	
7. 挂好液体，排气	
8. 打开注射泵开关，自动识别注射器，按 F 键确认注射器（图1-90）	
9. 按 F 键不放，同时按住 1 键排气。	
10. 遵医嘱设定泵入的速度	

续表

操作步骤	要 点
11．按 START/STOP 键运行（图 1-91）	
12．将注射泵管与常规输液器连接，并妥善固定	
13．及时排除运行过程中出现的常见故障	1．使用过程中出现报警，可按消音键，可消除报警声音两分钟 2．观察屏幕显示的报警提示图标 3．根据报警提示图标进行相应处理
14．运行过程中，根据医嘱及患者情况调整泵速度	按 C 键设置新速率，再按 F 键确认新数值
15．根据医嘱和患者情况停止使用微量注射泵	1．断开泵管与静脉通路的连接 2．关掉开关，关闭电源 3．针筒夹顺时针转动 90° 复位；收回推杆，向下推动推动锁归位，以防在意外情况下设备的损伤
16．操作完毕协助患者取舒适体位，整理床单位，分类整理用物	注射泵清洁、消毒备用
17．六步洗手法洗手、签字、记录	

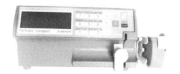

图 1-87 微量注射泵

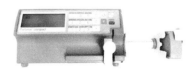

图 1-88 拉去推杆

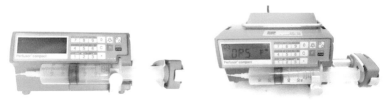

图 1-89　安装泵针　　　　图 1-90　确认注射器

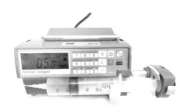

图 1-91　运行

十一、输液泵使用技术

【目的】

按时、准确地将药物或液体输入患者体内，精确控制静脉输液的速度或量。以动力推动点滴，避免高黏度性溶液形成栓塞。

【用物准备】

执行单、输液泵、输液泵管路、输液针或套管针、药液、止血带、治疗巾、胶布、手消毒液、生活／医用垃圾桶、锐器盒、输液架等。注射盘内置安尔碘（2.5%碘酒、75%酒精）、棉签。

【评估】

①患者的病情、意识状态、自理能力及合作程度；②了解患者的过敏史、用药史、药物的作用和副作用及药物的配伍禁忌；③评估输液泵功能。

【操作步骤及要点】

操作步骤	要　点
1. 护士六步洗手法洗手，戴口罩	
2. 按医嘱配置药液，并经第 2 人核对	检查输液泵是否完好，可充电备用
3. 携用物至患者床旁，持医嘱核对患者床号、姓名、腕带	严格执行查对制度
4. 向患者解释说明药物作用、输液泵使用的目的、方法，取得患者配合	
5. 将输液泵固定在输液架上，接通电源	
6. 再次核对药液与输液医嘱	
7. 将药液与输液器连接，挂于输液架上，排气	
8. 将输液管路准确地安装在输液泵上	
9. 打开开关，依医嘱设置输液速度（ml/h）和预输注量（图 1-92）	此时会发出警示声，按消音键可消音
10. 连接输液针与输液管路，排气	
11. 选择血管，常规消毒皮肤，待干	
12. 行静脉穿刺，见回血嘱患者"三松"，固定输液针	松止血带、松拳、松水止
13. 启动输液泵，观察患者输液情况是否正常（图 1-93）	
14. 若发现警示声，依红灯闪示的原因处理后，再按启动键	常见原因：输液泵门未关好、有空气、药液无法滴下、电力不足等

续表

操作步骤	要　点
	使用中如需更改输液速度，则先按停止键，重新设置后再按启动键，更换药液时，应暂停输注，更换完毕复查无误后，再按启动键 定时巡视、观察病情变化、输液泵工作状态、有无输液反应
15. 协助患者取舒适卧位，整理床单位	
16. 再次核对执行单、药物、输液速度	
17. 告知注意事项、整理用物	
18. 六步洗手法洗手，记录	

【健康教育】

　　告知患者输液泵使用过程中不可自行调节和随意搬动，以保证用药安全，有任何异常情况及时通知护士。

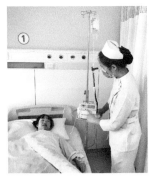

图 1-92　按医嘱进行设置

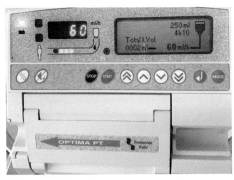

图 1-93　启动输液泵

十二、眼内给药

【目的】

①预防、治疗眼部疾病；②散瞳、缩瞳检查；③表面麻醉等诊断和治疗。

【用物准备】

眼药膏或滴眼液、消毒棉签、治疗盘或弯盘、消毒圆头玻璃棒、医嘱执行单。

【评估】

①患者的一般情况、意识状态、自理能力及配合程度等；②患者的疾病诊断、眼部疾病的严重程度，以及眼睑、结膜、角膜有无异常，有无眼球穿孔伤、过敏史等。

【操作步骤及要点】

操作步骤	要　点
1. 护士核对医嘱，洗手、戴口罩	
2. 检查药物的名称、浓度、剂量和有效期等。水溶剂应观察有无变色和沉淀	
3. 携用物至床旁，查对患者床号、姓名，药物名称、浓度、剂量、用药时间及有效期等；向患者解释药物名称及配合要点	
（1）滴眼液：协助患者取仰卧位或坐位，头略向后仰；操作者站在	滴管口或药瓶口距离眼部 2～3cm，不要触及眼缘、睫毛和手指

操作步骤	要 点
患者对面或头侧，一手用棉签轻压患者的下睑，向下牵引，一手持眼药瓶，手掌根部轻轻置于患者前额上，先弃去1~2滴；嘱患者向上注视，将滴眼液滴入结膜囊穹隆部1~2滴，轻轻提起上睑，使药液均匀扩散于眼球表面。以干棉签擦拭流出的药液（图1-94）	先滴症状轻的一侧，后滴症状重的一侧；先滴滴眼液，后涂眼膏，每次、每种药需间隔1~2分钟；眼药不可直接滴在角膜上 使用过的棉签勿再擦另一眼 为避免流入咽喉，可轻压泪小点 用玻璃棒辅助时，用前需仔细查看玻璃棒上有无破损，以免对眼球造成伤害 嘱患者轻轻闭目2~3分钟，勿用力挤眼或揉眼
（2）涂眼药膏法：操作者一手持棉棒轻轻向下拉开下眼睑，一手持药膏软管，将药膏由内眦向外眦均匀涂抹，直接挤入患者下穹隆部结膜囊内，告知患者闭合眼睑，轻轻按摩眼睑使眼药膏均匀分布于结膜囊内（图1-95）	
4. 用药后用棉签及时清洁眼周	
5. 垃圾分类处理	
6. 六步洗手法洗手，签字、记录	观察用药后反应

【健康教育】

1. 告知患者眼部用药的目的、体位要求和配合。

2. 嘱患者用药后应闭眼片刻，勿用手揉搓眼睛，如有不适应及时通知护士。

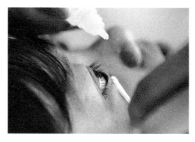

图 1-94　滴眼液

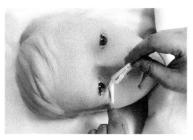

图 1-95　涂眼药膏

十三、耳内给药

【目的】

①治疗耳道及中耳疾病；②软化耵聍；③局部清洁、抗炎。

【用物准备】

托盘、滴耳液、棉签。

【评估】

①患者的一般情况，意识状态、自理能力、合作程度及沟通交流能力等；②患者的病情，疾病诊断及耳部情况等。

【操作步骤及要点】

操作步骤	要　点
1. 护士核对医嘱，六步洗手法洗手、戴口罩	
2. 准备用物　核对医嘱；检查药物的名称、浓度、剂量和有效期等	
3. 携用物至床旁，查对患者床号、姓名及药物的名称、浓度、剂量、用药时间等	

操作步骤	要　点
4．向患者解释用药的目的，并告知其药物名称	
5．协助患者摆放体位，取侧卧位或坐位。滴药前，用干棉签将外耳道擦拭干净（图1-96）	必须将外耳道的脓液洗净，必要时用3%过氧化氢溶液清洗干净
6．牵拉成年患者耳郭向后上方，小儿患者向后下方牵拉，使耳道变直，充分暴露耳道	
7．一手持药瓶，掌根轻轻置于耳郭旁，将滴耳液沿外耳道后壁缓慢滴入2～3滴进入耳道（图1-97）。用手指轻压几下耳屏，以造成外耳道空气压力的变化，驱使药液进入中耳腔。患者保持原卧位1～2分钟	若两耳均需滴药，应先滴一侧，过几分钟后再滴另一侧 有鼓膜穿孔者禁止耳内滴药
8．垃圾分类处理	观察患者用药后的反应，有无眩晕、眼球震颤等迷路反应
9．六步洗手法洗手、签字、记录	

【健康教育】

1．向患者解释耳内给药的目的、配合要点及注意事项。如滴入耵聍软化液，要告知患者滴入药液量比较多，滴药后会有耳塞、闷胀感，以免造成患者不安的情绪。

2．告知患者用药后要保持原体位片刻。使药液与中耳腔充分接触，以免药液流出。

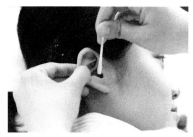

图 1-96　擦拭外耳

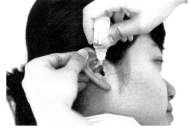

图 1-97　耳内给药

十四、鼻腔给药

【目的】

①治疗疾病，保持鼻腔引流通畅；②保持鼻腔润滑，防止干燥结痂；③保持鼻腔内纱条润滑，以利于抽取。

【用物准备】

托盘、滴鼻液、棉签或纸巾。

【评估】

①患者的一般情况、意识状态、自理能力、合作程度等；②患者的病情，包括疾病诊断、鼻部情况等。

【操作步骤及要点】

操作步骤	要　点
1. 护士核对医嘱，六步洗手法洗手、戴口罩	
2. 准备用物　核对医嘱；检查药物的名称、浓度、操作步骤剂量和有效期等	
3. 携用物至床旁，查对患者床号、姓名及药物名称、浓度、剂量、用药时间等	

操作步骤	要　点
4．向患者解释用药情况；清理鼻腔	用药前患者轻轻擤出鼻涕，但鼻腔内有填塞物者除外
5．协助患者摆放体位　取坐位或卧位时，头向后仰 （1）治疗上颌窦炎时，采取头向后仰并向患侧倾斜 （2）后组鼻窦炎患者采用仰卧垂头位，患者取仰卧位，肩下垫枕（或取坐位，紧靠椅背），颈部伸直，头向后仰，颏尖朝上，使颏隆凸与外耳道口的连线与地面垂直（图1-98） （3）前组鼻窦炎患者采用仰头位，即患侧朝下，肩下垫枕，头略上仰	体位要正确
6．滴药 （1）鼻腔滴药法：患者取仰卧垂头位或侧卧位，一手轻推鼻尖以充分暴露鼻腔，一手持滴鼻液距离患者鼻孔2cm处轻滴药液，每侧鼻腔滴药2～3滴，用棉签轻按鼻翼（图1-99），使药液均匀分布于鼻腔黏膜，保持原位2～3分钟。恢复正常体位后用纸巾擦去外流的药液 （2）鼻腔喷药法：协助患者取坐位，头稍向前倾，手持喷鼻剂，将喷嘴平行稍伸入前鼻孔喷药，嘱患者喷药时轻吸气	滴药时嘱患者勿吞咽，以免药液进入咽部 滴瓶勿触及鼻孔皮肤，避免污染 鼻侧切开患者，为防止鼻腔或术腔干燥，滴鼻后嘱患者向患侧侧卧，使药液进入术腔
7．垃圾分类处理	
8．六步洗手法洗手，签字、记录	观察药物疗效反应，注意有无出现反弹性黏膜充血加重

【健康教育】

1. 向患者讲解鼻内用药的目的、方法、注意事项及配合要点。

2. 指导患者学会独立完成鼻腔用药的方法。滴药后保持原来的卧位2~3分钟。

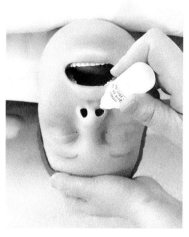 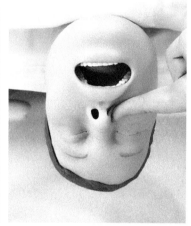

图1-98　鼻腔滴药　　　　　图1-99　轻按鼻翼

十五、静脉输血法

【目的】

①补充血容量，维持胶体渗透压，保持有效循环血量，提升血压；②增加血红蛋白，纠正贫血，促进携氧功能；③补充抗体，增加机体抵抗力；④纠正低蛋白血症，改善营养；⑤输入新鲜血，补充凝血因子，有助于止血；⑥按需输入不同成分的血液制品。

【用物准备】

一次性输血器、0.9% 氯化钠注射液、同型血液及配血单，余同周围静脉输液法。

【评估】

①患者的一般情况及病情、意识状态、合作程度等；②患者血管条件等。

【操作步骤及注意事项】

操作步骤	要　点
1．护士核对医嘱，六步洗手法洗手、戴口罩	
2．按密闭输液操作为患者建立静脉通道，输生理盐水	
3．按医嘱给抗过敏药	
4．向患者做好解释	
5．两名护士进行核对，做到"三查八对"（图1-100）	血液内不得加入任何药物。认真检查库血质量。如血浆变红、血细胞呈暗紫色界线不清，提示可能有溶血，不能使用
6．将血袋用手托起，在掌心以起伏动作轻轻晃动数次，使血液均匀	
7．检查输液管道通畅，连接血袋并挂于输液架上	
8．调节速度，缓慢滴入，观察无不良反应后将流速调至 40~60 滴/分（图1-101）	输血最好在取出血液后30分钟内进行，要求在3~4小时内输完（200~300ml）

续表

操作步骤	要　点
	开始时速度应慢，根据病情和需要调节流速；密切观察有无输液反应
9. 输入第 2 份血液时，两份血液之间加生理盐水点滴，以免发生反应	
10. 输血结束时，继续滴入少量生理盐水，使输液器中余血全部输入体内	
11. 拔针，局部按压片刻	
12. 垃圾分类处理	贮血袋须保留 24 小时方可处理
13. 六步洗手法洗手、签字、记录	

【健康教育】

1. 告知患者或家属输血的目的及作用。

2. 告知患者出现皮疹、发冷、发热、疼痛等不适及时告知护士。

3. 嘱家属和患者不要随意调节输液器

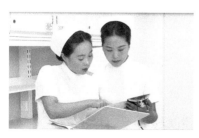

图 1-100　核对

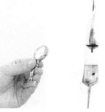

图 1-101　调节滴速

第十节　标本采集法

一、尿标本采集法

【目的】

检查尿液的成分、性质，以协助诊断病情及作为治疗参考。

【用物准备】

标本容器、有盖试管、化验单，必要时备清洁的便盆或便壶。

【评估】

①患者病情、意识状态及合作程度；②病室环境。

【操作步骤及要点】

操作步骤	要　点
1. 护士六步洗手法洗手，戴口罩	
2. 按医嘱将化验单粘贴于标本容器上	
3. 携用物至患者床旁	
4. 核对，并向患者解释留尿标本的目的和方法	晨尿浓度较高，未受饮食影响，检验结果更有意义

操作步骤	要　点
5. 嘱患者留取清晨第一次中段尿，不少于 10ml	女性患者月经期不宜留取尿标本；男性患者留尿前着重洗净龟头与冠状沟处
6. 协助卧床患者使用便器，留取尿液	
7. 留置导尿的患者，断开尿管接口与引流袋的连接，从尿管接口收集尿液于标本容器内	
8. 昏迷或尿潴留患者可通过导尿术留取标本	
9. 尿液标本及时送检	应于 30 分钟内送检，避免放置过久造成尿液 pH 值上升
10. 六步洗手法洗手，记录	

【健康教育】

1. 告知患者留取尿标本前先洗手。

2. 告知患者不可将粪便混于尿液中。

3. 中段尿留取方法：留尿前，用肥皂水或清水洗净外阴。排尿时，弃前后段，留取中间尿液于标本容器内。

二、粪便标本采集法

【目的】

检查粪便的性状及肠内寄生虫、虫卵、病原菌、微生物或潜血反应试验。

【用物准备】

粪便收集盒、棉签，必要时备便盆及屏风。

【评估】

①患者病情、意识状态及合作程度；②病室环境。

【操作步骤及要点】

操作步骤	要　点
1．护士六步洗手法洗手，戴口罩	
2．按医嘱将化验贴于标本盒上	
3．携用物至患者床旁	
4．核对，向患者讲解留取标本的目的及方法，取得配合	
5．粪便常规检查 （1）请患者至厕所，将大便解于干净的便盆中 （2）协助卧床患者床上使用便盆 （3）用棉签取 5g 异常粪便（似蚕豆大小），放入标本盒中送检	如为稀便或水便，用吸管吸取 1～2ml 置入标本盒中
6．粪便细菌培养 （1）嘱患者排便于便盆内 （2）用消毒棉签采取粪便的异常部分于标本盒内 （3）如患者无便意时，可用肠拭子蘸等渗盐水，由肛门插入直肠 6～7cm 处，轻轻转动，取出粪便少许，放入无菌培养试管中，盖好送验	注意操作中不可污染肠拭子
7．粪便寄生虫及虫卵检查 1）检查寄生虫卵的粪便标本 （1）检查寄生虫卵时，从不同部位取带血及黏液的便标本 5～10g	

续表

操作步骤	要 点
（2）检查蛲虫卵，应在23点左右，患者感觉肛门周围发痒时，用无菌棉签蘸生理盐水，自肛门周围皱襞处拭取，然后插入试管内，塞好管口送验 2）检查阿米巴原虫的粪便标本 （1）收集标本前，应先将便器加温后再排便 （2）便后连同便盆立即送验 3）查寄生虫体 （1）患者服驱虫药后，应将大便排于清洁便盆中留取全份粪便，检查蛔虫，钩虫、蛲虫的数目 （2）如驱绦虫，应嘱患者勿用手纸去拉已排出肛门外的虫体，以免拉断虫头不能排出 （3）如第1次大便未见虫头，应告诉患者再留第2次排便送验，只有头节排出才表示驱虫成功 4）孵化血吸虫毛蚴的标本：留取粪便50g（核桃大小），必要时留取24小时粪便，应及时送验 8. 清洁消毒便盆 9. 六步洗手法洗手，记录	因阿米巴原虫排出体外后，会随温度突然改变失去活力，不易查到

【健康教育】

1. 告知患者留取粪便标本前先排空膀胱。

2. 告知患者不可将尿液混于标本中。

三、痰标本采集法

【目的】

①采集常规标本：如痰涂片经特殊染色检查细菌、虫卵及

癌细胞等；②24小时标本：查找结核杆菌、虫卵计数等；③培养标本：检查痰液中的致病菌。

【用物准备】

蜡纸盒大口杯或无菌盒、漱口水。

【评估】

①患者神志、病情、合作程度、肢体活动情况、自理能力、交流能力等；②病室环境，安全整洁。

【操作步骤及要点】

操作步骤	要　点
1. 核对床号、姓名等，将用物给患者，说明目的及留取方法	根据检查目的不同选择容器
2. 常规标本　患者晨起漱口后用力咳出痰液于清洁容器内	不可将唾液、漱口水、鼻涕等混入痰中
3. 24小时标本　在容器上注明起止时间，患者将24小时痰液留在容器中。	
4. 培养标本　患者晨起用多贝尔溶液及清水先后漱口，深吸气用力咳出痰液，留于无菌容器中	
5. 及时送检	查瘤细胞及痰培养应立即送检

【健康教育】

教给患者正确获取痰标本的方式，理解检查的要求。

四、咽拭子标本采集法

【目的】

从咽部及扁桃体采取分泌物作细菌培养。

【用物准备】

无菌咽拭子培养管、酒精灯、火柴、压舌板、生理盐水。

【评估】

①患者神志、病情、合作程度等；②病室环境，安全整洁。

【操作步骤及要点】

操作步骤	要　点
1. 护士六步洗手法洗手、戴口罩	
2. 携用物至患者床前，解释目的及方法（图1-102）	
3. 点燃酒精灯患者张口发"啊"音，必要时用压舌板	
4. 用蘸生理盐水的长棉签轻柔迅速地擦拭两腭弓、咽及扁桃体的分泌物（图1-103）	做真菌培养时，需在口腔溃疡面上采分泌物
5. 试管口在酒精灯火焰上消毒	采集过程中，容器应保持无菌
6. 棉签插入试管中，及时送检	
7. 垃圾分类处理	
8. 六步洗手法洗手，签字、记录	

【健康教育】

向患者解释咽拭子的目的、采集方法及配合要求。

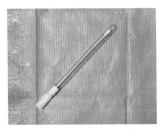
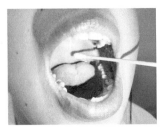

图 1-102　咽拭子标本采集法　　图 1-103　咽拭子标本采集法

五、静脉血标本采集法

【目的】

①采全血标本：测定血液中某些物质的含量，如红细胞沉降率（血沉）等；②采血清标本：测定血清酶、电解质、肝功能、脂类等；③采血培养标本：培养血液中的致病菌。

【用物准备】

注射盘、无菌注射器（根据药液量选用规格），7～9号针头或头皮针，止血带，治疗巾。

【评估】

患者神志、病情、合作程度、肢体活动情况、血管条件、局部皮肤完整性等。

【操作步骤及要点】

操作步骤	要　点
1. 护士六步洗手法洗手，戴口罩	
2. 准备用物	

操作步骤	要　点
3．核对床号、姓名等，说明穿刺目的、方法、注意事项等，取得患者合作	
4．铺治疗巾，穿刺处上部约6cm处系紧止血带，消毒、选择合适静脉	
5．左手拇指绷紧静脉下端皮肤，右手持注射器针头斜面向上，与皮肤呈20°，于静脉上方或侧面刺入皮下，进入静脉，见回血后抽出适量血液（图1-104）	如一次穿刺失败，重新穿刺需更换部位
6．松开止血带，以干棉签按压穿刺点迅速拔出针头，按压局部片刻	
7．根据检查目的不同将标本置于不同容器中（图1-105） （1）采全血标本时，取下针头，慢慢注入抗凝管中，轻摇防止血液凝固 （2）取血清标本时，取下针头，缓慢注入非抗凝试管中，勿将泡沫注入；避免震荡，防止红细胞破裂 （3）采血培养标本时，注入培养瓶中轻轻摇匀	
8．标本连同化验单及时送检	
9．垃圾分类处理	
10．六步洗手法洗手，签字、记录	

【健康教育】

1．需空腹采血时，应提前通知患者。

2．告知患者采血项目及目的，采血后注意穿刺点的按压防止出血。

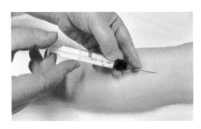

图 1-104　静脉血标本采集法

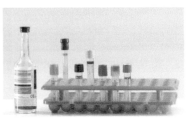

图 1-105　静脉血标本采集法

六、动脉血标本采集法

【目的】

①动脉血液气体分析，明确患者的氧供、氧耗情况；②采血作细菌培养及动脉冲击性注射疗法。

【用物准备】

2ml 空针、0.5ml 肝素（125U）、橡胶塞各 1 个（或一次性血气针），治疗盘。

【评估】

①患者一般情况、神志、病情、合作程度、肢体活动情况、血管条件、局部皮肤完整性等；②病室环境，安全整洁。

【操作步骤及注意事项】

操作步骤	注意事项
1. 护士六步洗手法洗手，戴口罩	
2. 准备用物	
3. 核对床号、姓名等	
4. 说明穿刺目的、方法、注意事项等，取得患者合作	

续表

操作步骤	注意事项
5. 先抽取少量肝素湿润空针后排尽	
6. 选取穿刺动脉，常用穿刺部位为桡动脉、肱动脉、股动脉、足背动脉等	
7. 消毒	消毒面积应较静脉穿刺大；严格无菌操作，预防感染
8. 以两指固定动脉，持注射器在两指间垂直或与动脉走向成 40° 刺入，抽取需要血量图（1-106）	
9. 针头拔出后，排出空气，迅速刺入橡胶塞内，隔绝空气（图 1-107）	做血气分析注射器内不能有空气
10. 立即送检、整理用物	
11. 六步洗手法洗手，签字、记录	

【健康教育】

1. 要向患者说明操作的目的和配合要点。

2. 采血后的部位要根据病情告知压迫止血的必要性，一定时间的穿刺处按压，防止出血。

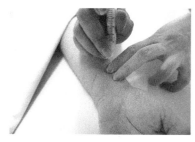

图 1-106　动脉血标本采集

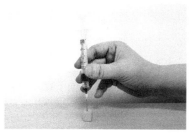

图 1-107　动脉血标本隔绝空气

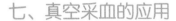

七、真空采血的应用

【目的】

采取各种血标本。

【用物准备】

采血双向针头、持针器、真空采血管、治疗盘（消毒剂、止血带、无菌棉棍及棉球、治疗巾）。

【评估】

①患者一般情况、神志、病情、合作程度、肢体活动情况、血管条件、局部皮肤完整性等；②病室环境，安全整洁。

【操作步骤及要点】

操作步骤	要　点
1. 护士六步洗手法洗手，戴口罩	
2. 核对患者无误，说明穿刺目的、方法、注意事项等，取得患者合作	
3. 连接采血双向针头及持针器	正确连接采血针头及持针器
4. 协助患者摆好体位	
5. 选择穿刺血管，消毒	
6. 以注射器采血方式进行静脉穿刺（图1-108）	
7. 将真空采血管标签向下置入持针器中，观察回血；如无回血，可将其视为带负压的普通注射器，在皮下移动寻找血管	按标本类型选用合适的真空采血管

续表

操作步骤	要 点
8.真空采血管内真空将血标本吸入管内，当真空耗尽，血流停止	
9. 一手固定持针器，一手将试管从持针器中取出	
10. 如需采多管血，再向持针器内插入另1根采血管	采多管血时，固定好持针器，并按正确采集顺序要求采血
11. 采血毕，先取出采血管，然后退出带针持针器；用棉球按压穿刺处片刻	
12. 整理用物，血标本及时送检	
13. 六步洗手法洗手、签字、记录	

【健康教育】

1. 告知患者采血的目的、项目及配合要求。

2. 告知患者采血后注意按压穿刺点，避免发生出血、淤斑现象。

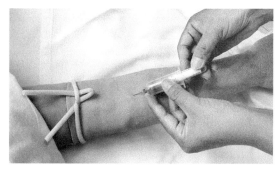

图 1-108 真空采血的应用

第十一节 药物实验法

一、青霉素过敏实验

【目的】

防止使用青霉素药物时发生变态反应。

【用物准备】

治疗车、治疗盘、生理盐水、酒精、棉棒、注射器、医用垃圾及生活垃圾袋、锐器盒、青霉素皮试液。

【评估】

①患者神志、病情、青霉素过敏史、局部皮肤完整性和皮肤的清洁程度；②患者皮肤是否对酒精过敏。

【操作步骤及要点】

操作步骤	要　点
1. 配置青霉素皮试液 （1）护士六步洗手法洗手、戴口罩 （2）核对医嘱及药物 （3）青霉素粉剂用生理盐水配置 （4）用 1ml 注射器抽取青霉素皮试液 0.1ml，剂量 50U	患者无青霉素过敏史 三查八对 青霉素皮试液配制好后应低温保存，现配现用，超过 2 小时应重新配置

续表

操作步骤	要　点
2. 皮试流程 （1）核对床号、姓名，向患者解释青霉素皮试的目的、操作方法 （2）再次确认患者是否有青霉素过敏史 （3）正确选择注射部位：前臂掌侧下 1/3 处 （4）75% 酒精消毒皮肤，待干 （5）再次核对 （6）左手紧绷注射部位的皮肤，右手持注射器，针头斜面向上与皮肤呈 5° 刺入皮内 （7）待针头斜面完全进入皮内后，以左手拇指固定针栓，右手推注药液 0.1ml，使局部形成一小皮丘 （8）注射完毕后拔出针头，再次核对 （9）向患者交代注意事项。	皮肤对酒精过敏的患者可在注射前用生理盐水消毒
3. 20 分钟后观察皮试结果并记录 （1）皮丘无改变或缩小，周围不红肿，无红晕、无自觉症状则为阴性反应 （2）如果出现皮丘隆起，局部出现红晕，直径大于 1cm，周围可有伪足伴局部痒感，则为阳性反应（图 1-109）	停用青霉素超过 72 小时需再次用药者，应重作皮试，以防发生变态反应

【健康教育】

1. 告知患者或家属勿揉擦、覆盖、注射部位，以免影响结果的观察。

2. 告知患者如有不适及时告诉护士。

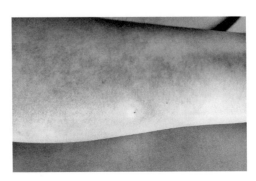

图 1-109　青霉素皮试

二、碘过敏试验

【目的】

碘过敏试验有助于预防或减少碘造影剂变态反应的发生。

【用物准备】

治疗车、治疗盘、生理盐水、酒精、棉棒、注射器、医用垃圾及生活垃圾袋、锐器盒、5%～10%碘化钾、碘造影剂。

【评估】

患者神志、病情、碘过敏史。

【操作步骤及要点】

操作步骤	要　点
1. 口服法　口服5%～10%碘化钾5ml，每日3次，连服3天。10%碘化钾5ml口含，5分钟后观察反应 结果判定：出现嘴麻、头晕、心慌、恶心、呕吐、荨麻疹等症状为阳性	在造影前1～2天须先做过敏试验，阴性者，方可做碘造影检查

续表

操作步骤	要　点
2. 结膜实验　将同品种造影剂 1~2 滴直接滴入一侧眼内，另一眼滴入生理氯化钠溶液作对照，3~4 分钟后观察 结果判定：明显充血，甚至血管怒张或曲张和有明显刺激者为阳性反应	
3. 皮内注射（方法同青霉素皮试）　取同种碘造影剂 0.1ml 做皮内注射，10~20 分钟后观察反应 结果判定：局部有红、肿、硬块，直径超过 1cm 为阳性	
4. 静脉注射　取同种造影剂 1ml 加生理盐水至 2ml 静脉注射，10~30 分钟后观察反应 结果判定：观察有无不适反应，如血压、脉搏、呼吸、面色等情况有改变为阳性	在静脉注射造影剂前，必须先行皮内注射法，然后再行静脉注射法，如为阴性，方可进行碘造影
5. 操作后，清理用物，六步洗手法洗手，观察皮试结果并记录	

【健康教育】

1. 告知患者或家属勿揉擦、覆盖、试验部位，安静休息，以免影响结果的观察。

2. 告知患者如有不适及时告诉护士。

三、破伤风抗毒素过敏试验法及脱敏注射法

【目的】

破伤风抗毒素（TAT）是马的免疫血清，防止注射破伤风抗

毒素时发生变态反应。

【用物准备】

治疗车、治疗盘、生理盐水、酒精、棉棒、注射器、医用垃圾及生活垃圾袋、锐器盒、破伤风抗毒素皮试液。

【评估】

①患者神志、病情、TAT过敏史、局部皮肤完整性和皮肤的清洁程度；②患者皮肤是否对酒精过敏。

【操作步骤及要点】

操作步骤	要　点
1. 配置破伤风抗毒素皮试液　以破伤风抗毒素（1ml，1500IU）为例，取出0.1ml药液，加生理盐水稀释到1ml，则每毫升含150IU，即成破伤风抗毒素皮试液	患者无破伤风抗毒素过敏史检查药品包装、效期、批号
2. 皮试流程（同青霉素皮试）	
3. 20分钟后观察皮试结果并记录 （1）阴性：局部无红肿，全身无反应 （2）阳性：局部皮丘红肿、硬结，直径>1.5cm，红晕直径>4cm，有时出现伪足、有痒感	曾用过破伤风抗毒素间隔超过1周者，如再使用，应重做过敏试验
全身变态反应与青霉素变态反应相同 如试验结果为阴性，应将余液0.9ml作肌内注射；如试验结果为阳性，通常采用脱敏注射疗法	当试验结果不能肯定时，应做生理盐水对照试验

操作步骤	要　点
4. 脱敏注射法　给过敏试验阳性者分多次小剂量注射药液，以达到脱敏目的的方法。每隔 20 分钟肌内注射 1 次，每次注射后均应密切观察	在脱敏注射过程中，如发现患者有全身反应，如面色苍白、气促、发绀、荨麻疹等，或过敏性休克时，应立即停止注射，并通知医生，迅速处理

次　数	TAT	加生理盐水	注射法
1	0.1ml	0.9ml	肌内注射
2	0.2ml	0.8ml	肌内注射
3	0.3ml	0.7ml	肌内注射
4	余量	稀释至 1ml	肌内注射

【健康教育】

1. 告知患者或家属勿揉擦、覆盖、注射部位，以免影响结果的观察。

2. 告知患者如有不适及时告诉护士。

四、结核菌素试验

【目的】

结核菌素试验（PPD 试验）就是应用结核菌素进行皮肤试验，观察局部是否发生特异性变态反应，从而判断机体是否受到过结核分枝杆菌感染的一种检查方法。

【用物准备】

治疗车、治疗盘、生理盐水、酒精、棉棒、注射器、医用垃圾及生活垃圾袋、锐器盒、PPD皮试液。

【评估】

①患者神志、病情、局部皮肤完整性和皮肤的清洁程度；②患者皮肤是否对酒精过敏。

【操作步骤及要点】

操作步骤	要　点
1. 取 PPD 皮试液 0.1ml（5IU）用于皮试	检查药品包装、效期、批号
2. 皮试流程（同青霉素皮试）	
3. 在 72 小时后观察皮试结果并记录	注意测量硬结的横径和纵径（横径＋纵径）/2，得出平均直径，而不是测量红晕直径，硬结为特异性变态反应，而红晕为非特异性反应
判断标准： （1）硬结平均直径 <5mm 为阴性反应（-） （2）硬结平均直径 ≥ 5mm 且 <20mm 为阳性反应：直径 5～9mm 为弱阳性（＋）；直径 10～19mm 为阳性（＋＋）；直径 ≥ 20mm 为强阳性（＋＋＋）；局部有水疱，坏死，淋巴管炎为极强阳性（＋＋＋＋）	如局部有水疱要注意保护创面，必要时用纱布覆盖
4. PPD 试验呈阳性表明机体曾经受到结核菌感染或接种过卡介苗，也表示机体对结核菌有一定免疫力	

【健康教育】

1．告知患者或家属勿揉擦、覆盖、注射部位，以免影响结果的观察。

2．告知患者如有不适及时告诉护士。

第十二节　灌肠法

大量不保留灌肠法

【目的】

①刺激肠蠕动，软化和清楚粪便，排除肠胀气，减轻腹胀；②清洁肠道，为手术、检查或分娩前做准备；③稀释和清洁肠道内有害物质，减轻中毒；④灌入低温溶液为高热患者降温。

【用物准备】

灌肠筒一套，肛管，弯盘，水止（或止血钳），润滑液，棉签，卫生纸，橡胶单，治疗巾，便盆、输液架、水温计等。溶液：39～42℃清水、0.9%氯化钠溶液、0.5%～1%肥皂水。

【评估】

①患者病情、神志、合作程度、肢体活动情况、肛周皮肤完整性等；②病室温度。

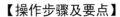

【操作步骤及要点】

操作步骤	要　点
1. 护士六步洗手法洗手，戴口罩	
2. 根据医嘱准备用物	肝昏迷患者禁用肥皂水灌肠，以减少氨的产生和吸收，加重肝昏迷 妊娠、急腹症、消化道出血患者不宜进行大量不保留灌肠 降温可用 28～32℃ 液体，中暑患者用 4℃ 0.9% 氯化钠溶液 用量：成人为 500～1000ml、小儿 200～500ml
3. 以止血钳夹闭灌肠筒胶管，配制灌肠液于灌肠筒内，用玻璃棒搅拌，测试液体温度	
4. 备齐用物推至患者床前	
5. 核对床号，呼患者全名；向患者解释操作目的和注意事项	
6. 关闭门窗，用屏风遮挡患者	
7. 协助患者左侧或右侧卧位，不能自行控制排便的患者，可取仰卧位，置便盆于臀下并抬高床头（＜30°），用橡胶单及治疗巾保护床铺	
8. 灌肠筒挂于输液架上，调节输液架高度使筒底距肛门为 45～60cm	
9. 左手戴一次性手套，将肛管与灌肠管玻璃接头相连，排净管内空气并夹闭，涂润滑剂于肛管前端，左手垫卫生纸分开臀部，暴露肛门。右手持肛管向肚脐方向缓慢插入直肠 10～15cm（图 1-110）	插入时如遇到阻力，可先灌入少量液体，然后轻轻拔出少许肛管，转动一下再行插入

续表

操作步骤	要　点
10. 左手顺势固定肛管，右手打开止血钳，使液体在 5~10 分钟内缓缓灌入；如患者有便意，可嘱患者张口作深吸气，同时放低灌肠筒，减慢灌肠液速度	灌肠过程中，应密切观察溶液流入情况，若筒内液面停止下降，溶液流入受阻，可能由于肛管孔被小粪块阻塞，稍移动肛管常可冲开粪块使溶液继续流动 灌肠过程中注意观察患者的病情变化，如发现脉速、面色苍白、出冷汗、剧烈腹痛、心悸气急时，应立即停止灌肠并与医生联系，采取急救措施
11. 待液体将要流尽时，以止血钳夹闭肛管，左手用卫生纸包住肛管，右手将肛管拔出后置于弯盘内，嘱患者尽量保留 5~10 分钟，为行动不便的患者放好便器并备好手纸	
12. 脱去手套，撤去橡胶单、治疗巾，协助患者穿好裤子，使其舒适	
13. 开窗，整理床单位	
14. 六步洗手法洗手、签字、记录	灌肠后应将灌肠液体的名称、量、有无异常情况详细记录。1/E 表示灌肠后排便 1 次

【健康教育】

1. 告知患者及家属灌肠液体的名称、作用。

2. 如患者有便意，可嘱患者张口作深吸气。

3. 灌肠完毕嘱患者尽量保留 5~10 分钟。

4. 告知患者如有不适及时告诉护士。

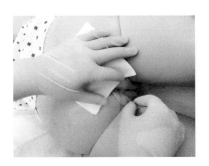

图 1-110　大量不保留灌肠法

第十三节　导尿术

一、女患者导尿术

【目的】

①采集尿标本，以辅助诊断；②为盆腔内器官手术前、全身麻醉手术前排空膀胱，避免术中误伤；③解除尿潴留，减轻患者痛苦；④抢救休克或危重患者时留置尿管，以监测肾功能；⑤为昏迷、尿失禁患者或会阴损伤患者保持局部清洁、干燥。

【用物准备】

治疗车（治疗盘 1 个、碘伏适量、橡皮胶单和布单 1 套、小线 25cm）、无菌物品（持物罐 1 个、持物钳 1 把、手套 2 副、导尿包 1 个、导尿管 2 根、止血钳 1 把、镊子 1 把、治疗碗 2

个、液状石蜡瓶 1 个、标本瓶 1 个、棉块 7 个、方纱 1 块、治疗巾 1 条、换药杯 1 个）、一次性尿袋 1 个、胶布 1 轴、污弯盘 1 个、便器 1 个、会阴冲洗用物 1 套。

【评估】

①患者床号、姓名、神志、病情、合作程度等；②病室环境，安全整洁。

【操作步骤及要点】

操作步骤	要　点
1. 护士六步洗手法洗手，戴口罩	
2. 遵医嘱备齐用物，并检查其各项指标	检查无菌用品各项指标
3. 取一洁净治疗盘放于治疗车上，将检查过的导尿包在治疗盘上打开外层，以持物钳将内层治疗巾整理成半铺半盖式	遵守无菌操作；展开无菌包符合要求
4. 双手捏住治疗巾上层两角外面，向上做扇形折叠，开口边缘向外，暴露无菌区	未跨越无菌区
5. 以持物钳整理物品。挟取治疗碗 1 个，内放 6 个棉块及镊子 1 把，换药杯内放棉块 1 个，整理好其他物品	持无菌钳方法正确；挟取无菌物品符合要求；物品放置位置利于操作
6. 分别向放棉块的治疗碗和换药杯中倒入适量碘伏	倒入碘伏量适当
7. 准备完毕，覆盖上层治疗巾，折叠边缘。将准备好的物品推至患者床旁	轻拿轻放物品，操作中无撞击声
8. 核查床号，呼患者全名；向患者解释操作目的及注意事项	严格执行查对制度
9. 关闭门窗，用屏风遮挡患者，为生活不能自理者冲洗会阴	尊重患者

操作步骤	要　点
10. 松开被尾，帮助患者脱去对侧裤子盖于近侧腿上，用被子盖对侧腿。患者取仰卧位，双腿屈膝并尽量外展将橡皮单、布单垫于患者臀下，弯盘置于会阴处	执行导尿前冲洗会阴
11. 打开治疗盘中治疗巾的折边，左手戴无菌手套，右手捏起治疗巾的一角，左手从治疗盘中取出放有碘伏棉块的治疗碗，置于患者两腿之间	戴无菌手套方法正确
12. 用左手拇指、示指分开小阴唇并固定，右手持镊子挟取棉块自上而下消毒小阴唇及尿道口（消毒顺序：中、左、右、左、右、中）每消毒一个部位更换一块消毒棉，最后一个棉块自尿道口消毒至肛门部	消毒方法正确
13. 取下左手手套连同治疗碗、镊子一并放到治疗车下层，污弯盘移至床尾	污物放置位置符合要求；操作环境整洁
14. 站在患者右侧，使治疗包布开口朝向床尾	
15. 请能自理的患者双腿用力踩住床垫，抬高臀部，将覆盖在治疗盘上的半幅治疗巾垫于患者臀下；不能自理的患者由护士帮忙抬高臀部	
16. 双手戴无菌手套，将治疗盘中的洞巾展开铺于会阴部，整理治疗盘内物品（图 1-111）	未跨越无菌区
17. 推注尿管水囊，观察水囊隆起，形态完好，再抽出液体备用（图 1-112）	
18. 以润滑剂润滑导尿管前端 5～7cm 处	
19. 左手拇、示指垫治疗巾分开小阴唇并略向上提固定。直至尿液导出。右手持止血钳挟取药杯中消毒棉块消毒尿道口 1 次（图 1-113）	遵守无菌操作原则；固定方法正确

续表

操作步骤	要　点
20．右手持止血钳挟导尿管自尿道口轻轻插入尿道4～6cm，见尿液流出后再插入1cm（图1-114）	尿管插入方法正确；尿管插入长度符合要求
21．需做尿培养者，可用无菌培养瓶采集中段尿后盖好瓶盖	
22．尿管插好后用无菌注射器注入5ml生理盐水、蒸馏水或空气固定之	
23．脱手套	脱手套方法正确
24．若需留置尿管则尿管末端或接尿袋，或反折尿管末端以纱布包好，用小线扎紧定期开放。尿管中段用胶布固定在股内侧	操作中避免尿液逆流的意识强；固定尿管方法正确
25．不需留置尿管者，导尿完毕即可拔出	动作轻柔，注意遮挡
26．撤去治疗盘，擦干净患者臀部，协助其穿裤子，使患者舒适	整理用物不遗漏
27．整理好床单，使病室整洁	
28．做好记录，将尿标本贴标签送检	
29．六步洗手法洗手，签字、记录	

【健康教育】

1．指导患者在插尿管期间保持管路通畅勿打折。

2．患者每日饮水量保持在1000ml左右，保持适当尿量。

3．若不慎污染导尿管必须更换，切不可将拔出的导尿管再插入。

4．尿管拔除后要多饮水，在最初几次排尿时出现尿痛的刺激症状属于正常的尿道刺激征，多饮水增加排尿次数可以有效缓解症状。

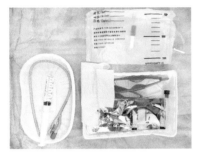

图 1-111　导尿物品

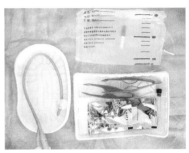

图 1-112　观察尿管水囊良好性

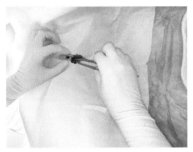

图 1-113　消毒

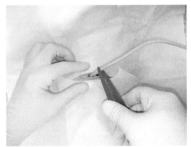

图 1-114　放置尿管

二、男患者导尿术

【目的】

①采集尿标本，辅助诊断；②全身麻醉手术排空膀胱，避免术中误伤；③解除尿潴留，减轻患者痛苦；④抢救休克或危重患者时留置尿管，以监测肾功能；⑤为昏迷、尿失禁患者或会阴损伤患者保持局部清洁、干燥；⑥为膀胱肿瘤患者进行膀胱内化疗。

【用物准备】

无菌导尿包（内有导尿管2根、血管钳1把、镊子1把、治疗碗2个、硅油棉球1个、有盖标本瓶1个、棉球7个、纱布1块、治疗巾1块）、治疗车和治疗盘（内有无菌持物钳、无菌手套2副、碘伏溶液、弯盘1个、油布治疗巾1块、胶布及小线、一次性尿袋）。

【评估】

①患者床号、姓名、神志、病情、合作程度等；②病室环境，安全整洁。

【操作步骤及要点】

操作步骤	要　点
1. 护士六步洗手法洗手，戴口罩	
2. 遵医嘱备齐用物，并检查其各项指标	检查无菌用品各项指标
3. 取一洁净治疗盘放于治疗车上，将检查过的导尿包在治疗盘上打开外层，以持物钳将内层治疗巾整理成半铺半盖式	遵守无菌操作；展开无菌包符合要求；未跨越无菌区
4. 双手捏住治疗巾上层两角外面，向上做扇形折叠，开口边缘向外，暴露无菌区	
5. 以持物钳整理物品。挟取治疗碗1个，内放6个棉球及镊子1把，换药杯内放棉块1个，整理好其他物品	持无菌钳方法正确；挟取无菌物品符合要求；物品放置位置利于操作
6. 分别将放棉块的治疗碗和换药杯中倒入适量碘伏	倒入碘伏量适当
7. 准备完毕，覆盖上层治疗巾，折叠边缘；将准备好的物品推至患者床旁	轻拿轻放物品，操作中无撞击声

操作步骤	要　点
8. 核查床号，呼患者全名，向患者解释操作目的及注意事项	严格执行查对制度
9. 关闭门窗，用屏风遮挡患者	尊重患者
10. 松开被尾，帮助患者脱去对侧裤子盖于近侧腿上，用被子盖对侧腿。患者取仰卧位，双腿屈膝并尽量外展，将橡皮单、布单垫于患者臀下，弯盘置于会阴处	
11. 打开治疗盘中治疗巾的折边，左手戴无菌手套，右手捏起治疗巾的一角，左手从治疗盘中取出放有碘伏棉块的治疗碗，置于患者两腿之间	戴无菌手套方法正确
12. 左手用纱布裹住患者阴茎，将包皮向后推，露出尿道口，自尿道口向外旋转擦洗数次，注意包皮及冠状沟的清洁（图1-115）	消毒方法正确
13. 取下左手手套连同治疗碗、镊子一并放到治疗车下层，污弯盘移至床尾	污物放置位置符合要求
14. 操作者站在患者右侧，使治疗包布开口朝向床尾	操作环境整洁
15. 请能自理的患者双腿用力踩住床垫，抬高臀部，护士将覆盖在治疗盘上的半幅治疗巾垫于患者臀下。不能自理的患者由护士帮忙抬高臀部	保护消毒部位的意识强；未跨越无菌区
16. 双手戴无菌手套，将治疗盘中的治疗巾呈燕尾式展开铺于阴部，整理治疗盘内物品	遵守无菌操作原则

续表

操作步骤	要　点
17. 推注尿管水囊，观察水囊隆起，形态完好，再抽出液体备用	
18. 以润滑剂润滑导尿管前端 17～20cm	
19. 左手提起患者阴茎，使尿道伸直，与腹部成 60°，以利导尿管插入（图 1-116）	尿管插入方法正确
20. 右手持止血钳将导尿管轻轻插入尿道约 20cm，见尿液流出后再插入 2cm 即可	尿管插入长度符合要求
21. 需做尿培养者，可用无菌培养瓶采集中段尿后盖好瓶盖	
22. 尿管插好后用无菌注射器或注洗器注入 5ml 生理盐水、蒸馏水或空气固定	
23. 脱手套	脱手套方法正确
24. 若需留置尿管则以尿管末端或接尿袋，或反折尿管末端以纱布包好，用小线扎紧定期开放。尿管中段用胶布固定在股内侧	操作中避免尿液逆流意识强；固定尿管方法正确
25. 不需留置尿管者，导尿完毕即可拔出	动作轻柔
26. 撤去治疗盘，擦干净患者臀部，协助其穿裤子，使患者舒适	恢复患者环境
27. 整理好床单，使病室整洁	整理用物
28. 做好记录，将尿标本贴标签送检	
29. 六步洗手法洗手、签字、记录	

【健康教育】

1. 指导患者在插尿管期间保持管路通畅勿打折。

2. 患者每日饮水量保持在 1000ml 左右，保持适当尿量。

3. 若不慎污染导尿管必须更换，切不可将拔出的导尿管再行插入。

4. 尿管拔除后要多饮水，在最初的几次排尿时出现尿痛的刺激症状属于正常的尿道刺激征，多饮水增加排尿次数可以有效缓解症状。

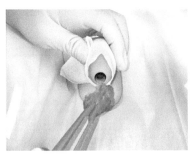
图 1-115　消毒

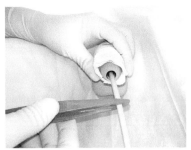
图 1-116　放置尿管

三、留取清洁中段尿法

【目的】

用于检查尿液的颜色、透明度，有无细胞和管型，测定尿比重，做尿蛋白及尿糖定性等。

【用物准备】

治疗车、治疗盘（内有无菌手套、络合碘溶液、弯盘、试管夹、无菌试管、治疗巾）、棉块、治疗碗、镊子等。

【评估】

①患者：床号、姓名、神志、病情、合作程度、肢体活动

等；②病室的环境，安全整洁。

【操作步骤及要点】

操作步骤	要　　点
1. 护士六步洗手法，戴口罩	
2. 准备用物	
3. 推车至患者床旁核对患者床号，呼患者全名，并向患者解释操作目的、方法及配合要点、注意事项	
4. 关闭门窗，用屏风遮挡患者，如果病情许可，先让患者自己清洗会阴部，病情较严重者则由护士给予清洗	保护患者隐私，减少患者心理上的不安，也可防止患者受凉
5. 帮助患者脱去对侧裤子盖于近侧腿上，患者取仰卧位，双腿屈膝并尽量外展，将橡胶单、布单垫于患者臀下，便盆置于患者臀下，弯盘置于会阴处	
6. 打开治疗盘中治疗巾，左手戴无菌手套，右手捏起治疗巾一角，左手从治疗盘中取出放有络合碘棉块的治疗碗，置于患者两腿之间；用左手拇指、示指分开小阴唇并固定，右手持镊子挟取棉块自上而下消毒小阴唇及尿道口（消毒顺序：中、对侧、近侧、对侧、近侧、中）每消毒一个部位更换一块消毒棉，最后一个棉块自尿道口消毒至肛门部；取下左手手套连同治疗碗、镊子一并放到治疗车下层，污弯盘移至床尾	注意消毒方法正确
7. 嘱患者自行排尿，弃去前段尿液，护士用试管夹夹住无菌试管，留取中段尿约5ml，盖紧尿管盖	

操作步骤	要　点
8. 撤去消毒用治疗用物，撤去便盆、橡胶单等，协助患者擦干净臀部，协助其穿裤子，使患者舒适，整理好床单位，使病室整洁	
9. 做好记录，将尿标本贴标签送检	
10. 垃圾分类处理	
11. 六步洗手法洗手，签字、记录	

【健康教育】

1. 指导患者避开经期留取尿标本。

2. 指导患者在留尿前自行清洗会阴。

3. 尿排出过程中指导患者用力排尿，并弃去前段尿留取中段尿。

第十四节　物理降温法

一、冰袋使用

【目的】

①减轻局部充血或出血；②减轻疼痛；③防止炎症扩散及化脓；④降低体温。

【用物准备】

冰袋、冰块、布套。

【评估】

①患者神志、生命体征、合作程度、皮肤颜色及完整性等；②病室温度。

【操作步骤及要点】

操作步骤	要　点
1. 护士六步洗手法洗手，戴口罩	
2. 根据需要备齐用物。将冰块放入帆布袋内，用锤子敲成小块，放入盆中，用冷水冲去棱角。将冰块填冰袋2/3满，驱气后，检查是否漏水	避免冰块棱角损坏冰袋而漏水，造成患者不适
3. 携冰袋至患者床旁，核对床号，呼叫患者全名，向患者解释操作目的和注意事项	大片组织受损、局部血液循环不良或感染性休克、微循环明显障碍、皮肤颜色青紫时、慢性炎症或深部有化脓病灶时，不宜用冷敷
4. 将冰袋放于需要部位。高热患者降温，可放在前额、头顶、颈部、腋下、腹股沟等部位（图1-117、图1-118）；扁桃体摘除术后，冰袋可放在颈前颌下，必要时可向患者说明，用三角巾两端在颈后部系好；鼻部冷敷时，应将冰袋吊起，仅使其底部接触鼻根，以减轻压力	不可在耳郭、阴囊、枕后、腹部及足底放置冰袋
5. 用冷时间　30分钟	用于降温时，应在冰袋使用后30分钟测体温，并记录。如需再用，应间隔60分钟

续表

操作步骤	要 点
6. 整理用物，安置患者，整理床单位	
7. 将冰袋倒空，倒挂晾干后，吹进少许空气，拧紧袋口存放于干燥阴凉处，以免两层橡胶粘连	
8. 六步洗手法洗手，签字、记录	记录冷疗的部位、时间及冷疗的效果和反应

【健康教育】

1. 告知患者或家属冰袋冷敷的作用。

2. 告知患者如有不适及时告诉护士。

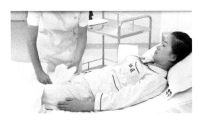 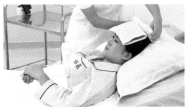

图 1-117　冰袋使用　　　　图 1-118　冰袋使用

二、冰帽（冰槽）的使用

【目的】

①降低脑温；②防止脑水肿；③减轻脑细胞损害。

【用物准备】

冰袋、冰块、布套、冰帽（冰槽）。

【评估】

①患者病情、神志、生命体征、合作程度、皮肤颜色及完整性；②病室温度。

【操作步骤及要点】

操作步骤	要　点
1. 护士六步洗手法洗手，戴口罩	
2. 根据需要备齐用物。将冰块放入布袋内，用锤子敲成小块，放入盆中，用冷水冲去棱角，将小冰块装入冰帽或冰槽内	避免冰块棱角损坏冰帽或冰槽
3. 携冰帽或冰槽至患者床旁，核对床号，呼患者全名；向患者解释操作目的和注意事项	
4. 将患者头部置于冰帽（图 1-119）或冰槽内，后颈部和两耳处垫海绵垫，两耳塞不脱脂棉，防止水流入耳内。用凡士林纱布覆盖两眼。将排水管置于水桶中	
5. 观察患者体温、局部皮肤情况，以防全身反应和病情变化	每 30 分钟为患者测肛温 1 次
6. 整理用物，安置患者，整理床单位	
7. 将冰槽内冰水倒空，消毒后备用	
8. 六步洗手法洗手，签字、记录	记录冷疗的部位、时间及冷疗的效果和反应

【健康教育】

1. 告知患者或家属冰帽的作用。

2. 嘱患者有不适及时告诉护士。

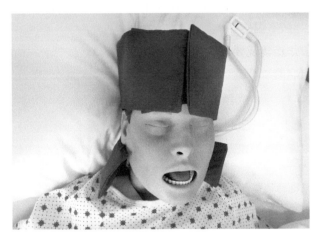

图 1-119　冰帽使用

三、温水擦浴

【目的】

用于体温高于 39.5℃高热患者降温。

【用物准备】

盆内盛 32~34℃温水（2/3 满）、小毛巾或纱布垫、热水袋（内装 60~70℃热水，装入布套内）、冰袋（内装冰块，装入布套内）、衣服、浴巾、大单等。

【评估】

①患者神志、生命体征、合作程度、皮肤颜色及完整性；②病室温度、隐蔽性。

【操作步骤及要点】

操作步骤	要　点
1. 护士六步洗手法洗手，戴口罩	
2. 根据需要备齐用物　温水、冰袋、热水袋等	
3. 携用物至患者床旁；向患者解释操作目的和注意事项；注意遮挡患者	
4. 擦浴前置冰袋于头部，置热水袋于足底	擦拭顺序：颈－肩－侧胸－上肢－手－腹股沟－下肢－足，在腋窝、肘窝、手心、腹股沟、腘窝等处，应适当延长擦拭时间
5. 暴露擦拭部位，浴巾垫于擦拭部位下，将浸湿的毛巾包裹手掌并挤干，边擦边按摩，最后以浴巾擦干	禁忌擦拭后颈部、心前区、腹部和足底部位，以免引起不良反应 随时观察患者情况，若出现寒战、面色苍白，应立即停止，并联系医生
6. 擦浴后撤掉热水袋，30 分钟测量体温并记录，降至 39℃以下可取下头部冰袋	
7. 整理床单位，必要时协助患者更换衣服和大单	
8. 六步洗手法洗手，签字、记录	记录温水擦浴的时间、效果和反应

【健康教育】

1. 告知患者或家属温水擦浴的作用。

2. 告知患者如有不适及时告诉护士。

第十五节　吸入疗法

一、氧疗法

【目的】

提高血氧含量及动脉血氧饱和度，纠正机体缺氧。

【用物准备】

氧气装置一套（流量表、湿化瓶、橡胶管）、酒精、一次性吸氧管、鼻导管、胶布、棉签、接管、安全别针、用氧记录单，根据不同用氧方法增加鼻塞、漏斗、面罩、氧气枕、氧气帐等。

【评估】

①患者神志、病情、合作程度、肢体活动情况、局部皮肤完整性等；②病室环境，安全整洁。

【操作步骤及要点】

操作步骤	要　点
1. 护士六步洗手法洗手，戴口罩	
2. 携用物至患者床前，核对床号及姓名，做好解释工作（图 1-120）	
3. 将流量表及湿化瓶安装在墙壁氧气装置上，连接吸氧管道（图 1-121）	

续表

操作步骤	要 点
4. 用湿棉签清洁鼻腔	
5. 打开流量表开关,调节氧流量,(图 1-122)以手臂内侧测试氧气管路通畅(图 1-123)自一侧鼻孔轻轻插入鼻导管(长度为鼻尖到耳垂的 1/3),固定	使用氧气时,先调节流量再插入鼻导管;停用氧气时先拔除鼻导管,再关闭氧气开关
6. 记录用氧时间及流量	
7. 停止用氧时,拔除鼻导管,擦净鼻部	
8. 关流量表,取下湿化瓶及流量表	
9. 整理用物,做消毒处理	
10. 使用氧气瓶吸氧时用物需加扳手,余同中心供氧吸氧法	氧气筒放置阴凉处,防火、防油、防热、防震氧气筒内氧气至少保留 5kg/cm^2 压强。氧气筒,应悬挂"空""满"的标志

【健康教育】

1. 告知患者吸氧的重要性。

2. 用氧过程中,准确评估和反映患者的病情改变,判断用氧效果。

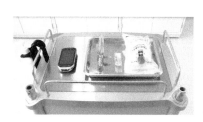

图 1-120 物品准备

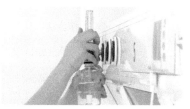

图 1-121 连接吸氧管路

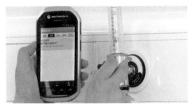
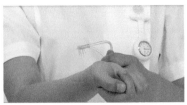

图 1-122　调节氧流量　　　　　图 1-123　测试

二、超声雾化吸入法

【目的】

①湿化气道；②预防或控制呼吸道感染，消除炎症；③湿化痰液，帮助祛痰；④解除支气管痉挛，改善通气功能。

【用物准备】

超声雾化机、注射器、蒸馏水、药物（遵医嘱）、水温计、治疗巾或毛巾。

【评估】

①患者的一般情况，如年龄、意识、心理状态、合作程度等；②病情，如疾病诊断，呼吸道是否通畅、是否存在感染，有无气管痉挛、呼吸道黏膜水肿、痰液等，治疗情况、过敏史、用药史，患者的面部及口腔有无感染及溃疡等。

【操作步骤及要点】

操作步骤	要　点
1. 护士六步洗手法洗手，戴口罩	
2. 准备用物　①检查雾化器部件是否完好，有无松动、脱落等异常情况（图 1-124）；②连接超声雾化器主件及附件。向水槽内加	水槽底部的晶体换能器及雾化罐底部的超声膜薄而脆、易破碎，应轻按

续表

操作步骤	要　点
入 250ml（约 2/3 满）的蒸馏水（水量视雾化器的型号而定），浸没罐底雾化膜；③将药液稀释至 30～50ml，加入雾化罐内。检查无漏水后，将雾化罐放入水槽，盖紧	水槽和雾化罐内切忌加入热水使用中水温超过 60℃ 时应停机，并换冷蒸馏水，连续使用时应间歇 30 分钟
3. 携用物至床旁，核对患者，协助其采取合适的体位。向患者解释目的及使用方法	
4. 在患者颌下放置治疗巾或毛巾。接通电源，先打开电源开关，预热 3～5 分钟后，再打开雾化开关。调节雾量，设定好时间（15～20 分钟）	
5. 待有气雾喷出，将面罩罩在患者口鼻部（或将口含嘴放入患者口中），嘱患者做均匀深呼吸（图 1-125）	治疗鼻腔疾病时患者宜用鼻呼吸；治疗咽、喉或下呼吸道疾病时应用口呼吸；气管切开者，嘱其对准气管套管自然呼吸 观察病情，若出现不良反应，如呼吸困难、发绀等，应暂停雾化吸入
6. 放置呼叫器于患者可及处，嘱患者有需求时呼叫医务人员	
7. 治疗完毕，先关闭雾化开关，后关闭电源开关。擦干患者面部和颈部	
8. 处理用物，清洁雾化器、螺纹管及面罩（或口含嘴），消毒、干燥备用	更换药液前应清洗雾化罐，以免药液混淆
9. 六步洗手法洗手，签字、记录	

【健康教育】

1. 向患者解释超声雾化吸入的目的、方法、注意事项及配合要点。

2. 指导患者掌握深呼吸的方法及配合雾化吸入的方法。

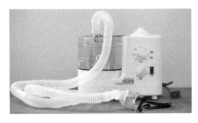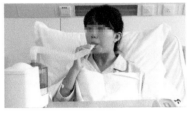

图 1-124　超声雾化器　　　图 1-125　超声雾化吸入法

三、氧气雾化吸入法

【目的】

①治疗呼吸道感染。消炎、减轻水肿、化痰祛痰、减轻咳嗽；②改善通气功能：解除支气管痉挛，使气道通畅。

【用物准备】

氧气吸入雾化装置一套（面罩、雾化药液罐、管道）、氧气流量表、雾化罐、注射器、蒸馏水、治疗巾或患者毛巾、按医嘱准备药液。

【评估】

①患者的一般情况，意识、心理状态、合作程度等；②病情，疾病诊断、呼吸道是否通畅、是否存在感染，有无气管痉挛、呼吸道黏膜水肿、痰液等，患者的面部及口腔有无感染及溃疡等。

【操作步骤及要点】

操作步骤	要　点
1. 护士六步洗手法洗手，戴口罩	
2. 准备用物　用蒸馏水稀释药液 5~10ml，注入雾化水槽内	
3. 携带用物到患者床旁，与氧气连接，湿化瓶内不放水	湿化瓶内不要放水，以防稀释药液
4. 核对患者信息，向患者解释，并介绍使用方法	
5. 患者颈下放置治疗巾或患者毛巾	
6. 调节氧流量 6~10L/min，面罩罩住患者口鼻，握住雾化器，患者张口吸气（图 1-126）	使用中保持雾化药液罐在适当位置，防止药液倾洒
7. 治疗时间一般为 10~20 分钟	操作中，避开烟火及易燃物
8. 治疗毕，移开雾化装置，关闭氧气	
9. 清理用物，做消毒处理	
10. 处理用物，清洁雾化器、螺纹管及面罩（或口含嘴），消毒、干燥备用	
11. 六步洗手法洗手、签字、记录	

【健康教育】

1. 向患者解释氧气超声雾化吸入的目的、方法、注意事项及配合要点。

2. 指导患者掌握深呼吸的方法及配合雾化吸入的方法。

141

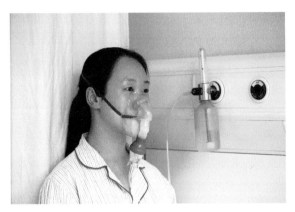

图 1-126　氧气雾化吸入法

第十六节　护理文件书写

一、护理文件书写基本规范

1. 护理文件应当客观、真实、准确、及时、完整。

2. 文字工整，字迹清晰。除特殊规定外，要使用黑色签字笔记录。

3. 护理文件应当语句通畅，标点正确，表述准确，与医疗记录相关内容保持一致，不得有伪造。

4. 使用中文和通用外文缩写，无正式中文译名的症状、体征、疾病名称等可以使用外文。

5. 护理文件一律使用阿拉伯数字书写日期和时间。日期用公历年，时间用北京时间记录，具体到分钟。

6. 护理文件中的计量单位一律采用中华人民共和国法定的计量单位（米 m，厘米 cm，毫米 mm，微米 μm，升 L，毫升 ml，千克 kg，克 g，毫克 mg，微克 μg）。

7. 涂改方法正确。在书写过程中发现错误，应用同色笔双横线划掉错误，继续书写；若写完后发现错误，用同色笔双横线划掉错误，在错误上方正确书写并签上修改者全名。不得采用刀刮、粘贴、涂抹等方法修改。

8. 护理文件应当按照规定的内容书写，并有相应的护士签署全名，没有取得护士执业资格的护士书写后，要由带教护士审阅、签署两人全名，格式为：带教护士／被带教者。

二、常用护理记录单书写要求

（一）体温单记录规范

1. 体温单各项内容用黑色签字笔填写正确。包括患者姓名、性别、年龄、入院日期、科室、病案号等眉栏内容和日期、住院日数、术后日数等表格栏内容。

2. "出院、生产、呼吸心跳停止、手术、请假及转科"及相应时间用红色笔填写，信息准确与护理记录一致。

3. 如在 10 天内再次手术，记录方式为第 1 次手术日数作为分母，第 2 次手术日数作为分子。

4. 体温、脉搏、呼吸记录方法

（1）在相应时间内准确绘制体温、脉搏和呼吸数值。

（2）体温每小格为 0.2℃。蓝"×"表示腋温，蓝"●"表示口温，蓝"○"表示肛温。

（3）脉搏每小格为 4 次。红"●"点表示脉率，红"○"表示心率。

（4）相邻两次体温以蓝直线连接，相邻两次脉搏以红直线连接。如果数值落在粗线上不予连接。

（5）体温 ≥ 38.5℃时，使用药物或物理降温 30 分钟后测量的体温，以红"○"显示，以红虚线与降温前的数值连接。下次测得的温度与降温前温度连接。如果体温不降或遵医嘱不采取降温措施时，不用红"○"显示，但需在护理记录中详细记录（图 1-127）。

（6）体温与脉搏重叠时，显示脉搏红"○"，脉搏蓝"×"（图 1-128）。

（7）呼吸以数字表示，用红色笔填写在呼吸栏相应时间内，相邻两次呼吸上下错开。

（8）患者住院期间每天都应有体温、脉搏、呼吸记录。请假或外出检查返回后应及时测量并补记。

（9）体温测量频次需按照各医院要求具体执行。

5. 在相应时间内填写特殊药物名称与剂量，箭头向上表示药物开始时间，箭头向下表示药物终止时间。

6. 在相应栏内用红色笔准确填写排便次数、入量、尿量、引流量、呕吐、腹围、血压、体重、身高等数值，项目名称要求齐全，并与数值一一对应。

7. 排便次数　用红色笔填写在前一日内（记录前一日 2pm 至当日 2pm 间的次数）。

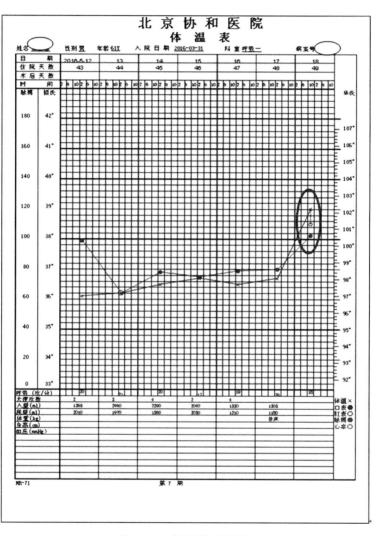

图 1-127 体温单记录规范

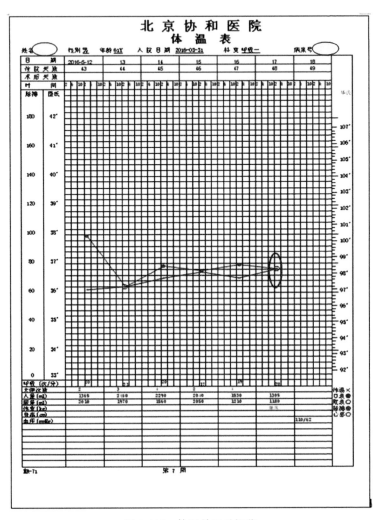

图 1-128　体温单记录规范

（1）特殊表示方法：1/E 表示灌肠后排便 1 次；0/E 表示灌肠后无排便；11/E 表示灌肠前自行排便 1 次，灌肠后又排便 1 次（图 1-129）。使用甘油灌肠剂（110ml/ 支）后的排便次数按照灌肠后的实际情况规范记录；使用开塞露（20ml/支）后无需按照灌肠记录。

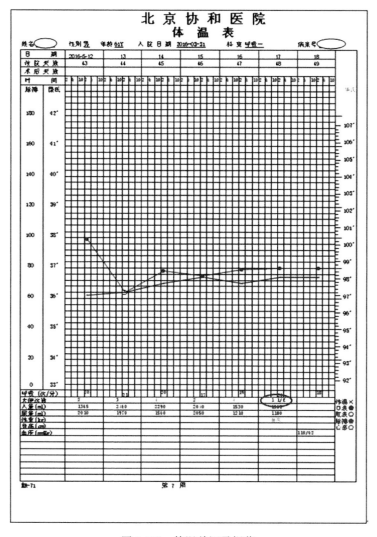

图 1-129　体温单记录规范

（2）"*"记号：表示大便失禁或假肛。"*/E"：表示灌肠后排便多次（图1-130）。

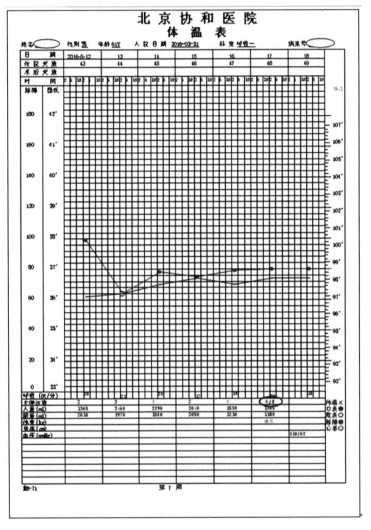

图 1-130　体温单记录规范

（3）连续3天未排便应给予及时处理，特殊情况除外。

8．入量　为24小时总量，尿量为24小时尿量，"*"表示尿失禁。

9．体重及血压　入院时测量并填写齐全。每周至少有，1次血压及体重记录，特殊情况遵医嘱测量后填写在相应位置。入院时或住院期间因病情不能测体重时，体温单上填写"平车""轮椅""卧床"。

10．空格栏可填写需要增加的观察内容和项目。

（二）危重患者护理记录书写规范

1．对医生开具医嘱的病危患者、部分病重患者、抢救患者、各种复杂或新开展的大手术患者记危重患者记录单。

2．眉栏填写　科室、患者姓名、住院病历号、床号、记录日期（__年__月__日）、页码。

3．出入量记录　根据医嘱执行，将出入量种类及数值记录在相应内容栏内。

（1）入量：包括每餐进食种类和含水量、饮水量、输液及输血量等（注明药名、单位、浓度、剂量、用法等）。

（2）出量：包括尿量、排便量、呕吐量及各种引流液量等。在病情栏内，记录其颜色、性质等。

（3）当班护士应做好日间小结和24小时总结，在日间小结和24小时小结数字下画双红线。

4．生命体征记录　详细准确记录生命体征，记录时间应具体到分钟（12小时制），其中体温、脉搏、呼吸至少每日4次。病情出现变化时随时记录。

5．病情记录

（1）病情变化记录内容：包括患者意识、病情变化、各种仪器的设定参数或模式、各种管道及引流性质、病情观察要点、护理措施。

（2）具体内容如下：

（1）患者主诉。

（2）护士所观察到病情变化、临床表现（如皮肤潮红、大汗、面色苍白）、心理及行为的改变以及重要的异常实验室检查等。

（3）治疗、护理措施、护理效果等（如翻身，右侧卧位，皮肤完好无破损；雾化吸入后咳出痰液约 30ml，较稀薄）。

（4）对危急值的临床处理措施及效果进行观察并及时记录。

6．手术患者记录　患者返回病室时间、麻醉方式、手术名称、神志情况、生命体征、伤口出血情况、管路及引流情况、皮肤状况、疼痛处理等。

7．专科护理记录　根据专科护理特点书写。

8．特殊用药　记录用药名称、剂量、给药速度、时间、途径、用药观察及用药效果等。

9．抢救记录　详细描述病情变化经过，准确记录抢救过程、时间及停止抢救时间，并与医疗记录一致，因抢救未能及时书写护理记录的，应在抢救结束后 6 小时内据实补记。

10．记录频次　日间至少每 2 小时记录 1 次，夜间至少每 4 小时记录 1 次，病情变化随时记录。

（三）一般患者护理记录书写规范

1．根据护理级别及病情，需要对一般患者住院期间病情变化进行客观记录。

2．病情记录相关内容

（1）患者生命体征发生变化时有描述，并记录采取的治疗、护理措施及效果。

（2）与疾病密切相关的饮食、睡眠、排泄及出入量的异常改变。

（3）专科异常化验结果及辅助检查和相应治疗。

（4）特殊检查及治疗：应记录名称及项目以及检查治疗后的病情观察。

（5）使用特殊药物时：应记录给药名称、给药时间、剂量、用法及用药后的效果。

（6）记录一般手术及有创操作：重点记录手术或有创操作名称、患者神志、生命体征、皮肤、伤口、引流等情况。

（7）加强输血过程的观察，有异常情况随时记录。

（8）病情变化时的症状、采取的治疗、护理措施及效果，突出专科特点。

（9）病情突变进行抢救的患者，应改记危重患者护理记录，一般护理记录单上注明：日期、时间及"见危重患者护理记录"。

（10）必要时记录检查、治疗、手术、用药及专科知识的宣教。

（11）对危急值的临床处理措施及效果进行观察并及时记录。

3. 转科记录　记录急诊、病房、重症监护室、产房、新生儿室之间的转科 患者交接记录，主要包括患者一般状况、皮肤、管路、治疗、用药等护理重点措施。由转出科室记录日期、时间、去向，转入科室记录具体内容。

（四）手术室护理记录书写规范

1. 眉栏项目填写完整、正确，无缺项。

2. 手术物品清点核对清晰、准确，有签字。在手术前、关闭体腔前和关闭体腔后均有清点核对记录。

3. 无菌物品灭菌监测标识粘贴于记录单上，并有达标记录。

4. 患者病情记录全面，包括生命体征、手术名称、入室时间、手术体位、麻醉方式、皮肤和管路情况及术中特殊情况的记录。

5. 字迹清楚、整洁，涂改规范，签名清晰。

附：手术室护理记录单

手术室护理记录单

姓名 性别 年龄 体重 科室 日期 病案号

手术间 无菌包监测   术前准备   药物过敏史

术前诊断   麻醉

手术名称

入室时间 离室时间   手术体位   术毕皮肤情况

术中输血 输液 尿量 引流管：无 有 名称

术后意识情况：清醒 半清醒 未清醒 出室血压 mmHg 脉搏 次/分

特殊情况记录

器械名称	术前清点	关前清点	关后清点	器械名称	术前清点	关前清点	关后清点	器械名称	术前清点	关前清点	关后清点
卵圆钳				双爪钳				取石钳			
持针器				妇科可可钳				胆道探子			
小可可钳				压肠钳				阻断钳			
巾钳				拉钩				哈巴狗			
直血管钳				吸引器头				剥离子			
弯血管钳				牙镊				脊柱牵开器			
蚊式钳				平镊				骨刀、凿			

艾利斯钳		尖镊		咬骨器	
直角钳		手术刀		骨膜剥离器	
扁桃体钳		刀片		黏膜剥离子	
半齿钳		手术剪		刮匙	
长血管钳		腹腔牵开器		髓核钳	
心耳钳		胸腔牵开器		咬钳	
长可可钳		开胸去肋器		组织采取钳	
肠钳		特殊器械		电烧（头）	
肾蒂钳					
气管钳					
肺钳					

敷料名称	术前清点	关　前	关　后
纱垫			
纱布			
布带子			
花生米			
棉片			
棉棒			
缝针			
消毒垫			
洗手护士			
供应护士			
标本处理者	冰冻送检		

第十七节 常用检查配合及护理

一、腰椎穿刺术

【目的】

①检查脑脊液的性质，协助诊断中枢神经系统疾病；②测定颅内压力；③腰椎麻醉或鞘内给药；④其他辅助检查或术后引流。

【用物准备】

无菌腰椎穿刺包（腰穿针、测压管、三通管、5ml 注射器、洞巾、纱布、棉球、试管）、常规消毒盘（酒精、碘伏、无菌镊子、棉签）、其他用物（无菌手套、标本试管、麻醉药、注射药物等）。

【评估】

①患者意识、年龄、病情和合作程度。有无脑疝和视盘水肿、患者出凝血功能；②评估穿刺部位有无感染；③操作室环境。

【操作步骤及要点】

操作步骤	要 点
1. 操作者六步洗手法洗手，戴口罩	使用提问和核查腕带两种方法，核对至少两项患者基本信息（如姓名和病案号）。
2. 核对患者的基本信息和治疗信息选择合适的表面麻醉药物	若选用普鲁卡因，应先做皮试

续表

操作步骤	要　点
3. 患者侧卧于硬板床上，背部齐床沿，头向胸前弯曲，双膝向腹部弯曲，双手抱膝，腰背尽量向后弓起，使椎间隙增宽，以利穿刺（图 1-131）	帮助患者摆放合适的体位
4. 穿刺部位一般取第 3~4 腰椎间隙，穿刺部位严格消毒后，铺洞巾	两侧髂嵴连线与后正中线交合点为第 3 腰椎间隙
5. 术者戴无菌手套表面麻醉后进针，沿腰椎间隙垂直进针，拔出针芯，脑脊液自动流出	穿刺过程中维持患者体位固定不动 穿刺过程中注意观察患者面色、意识、瞳孔、呼吸的改变，一旦出现病情变化，立即通知医生，停止操作
6. 测量脑脊液压力，留取标本	
7. 放入枕芯，拔出腰穿针，穿刺点以无菌敷料覆盖	
8. 测量患者血压和心率	
9. 去枕平卧 4~6 小时	
10. 观察患者有无头痛，嘱患者多喝水，观察患者体温变化	低颅压综合征：患者可有头晕、头痛，严重者伴有恶心、呕吐，在头部抬高时加重，平卧减轻或消失。患者可卧床数日，床尾抬高 10º~20º，必要时遵医嘱静脉用药
11. 整理用物和床单位，标本送检	
12. 六步洗手法洗手，记录	

【健康教育】

1. 告知患者腰椎穿刺术的目的。

2. 腰椎穿刺术的护理配合。

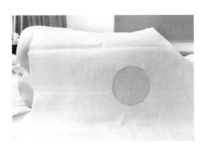

图 1-131　腰椎穿刺术

二、胸腔穿刺术

【目的】

①原因未明的胸腔积液，检查其性质，协助诊断；②减轻胸腔积液、气胸的压迫症状；③抽取脓液治疗脓胸；④向胸腔中注入药物。

【用物准备】

无菌胸腔穿刺包（胸穿针、5ml 注射器、50ml 注射器、洞巾、纱布、棉球、试管、血管钳 2 把）、常规消毒盘（酒精、碘伏、无菌镊子、棉签）、其他用物（无菌手套、标本试管、麻醉药、注射药物、量杯等）。

【评估】

①患者年龄、意识、合作程度、穿刺部位皮肤情况；是否排尿、便；②检查室环境。

【操作步骤及要点】

操作步骤	要　点
1. 操作者六步洗手法洗手，戴口罩	使用提问和核查腕带两种方法，核对至少两项患者基本信息（如姓名和病案号）
2. 核对患者的基本信息和治疗信息选择合适的表面麻醉药物	若选用普鲁卡因应先做皮试
3. 安置患者体位　患者反坐靠背椅上，双手交叉放于椅背，头伏臂上；或半卧位，病侧上肢上抬置于头颈部（图 1-132）	帮助患者摆放合适的体位
4. 确定穿刺点	胸腔积液一般取患侧肩胛线或腋后线第 7~8 肋间隙或腋中线第 6~7 肋间隙；气胸取患者锁骨中线第 2 肋间隙或腋前线第 4~5 肋间隙
5. 常规消毒穿刺点，铺洞巾	可协助医生用胶布固定洞巾两角
6. 进行表面麻醉	
7. 检查胸穿针是否通畅，连接是否紧密	
8. 穿刺	穿刺成功后护士用无菌止血钳固定穿刺针
9. 连接注射器，抽取胸腔积液	
10. 按照需要留取标本	
11. 根据不同目的，控制抽吸的量	诊断性抽吸，50~100ml 即可；减压性抽吸，首次不超过 600ml，以后每次不超过 1000ml；若为脓胸，将脓液全部抽尽；操作中防止空气进入胸腔术中观察患者有无头晕、面色苍白、出冷汗、心悸、胸膜剧痛、刺激性咳嗽等症状

续表

操作步骤	要　点
12. 拔出穿刺针，盖纱布，固定，压迫 1~2 分钟	
13. 术后患者取平卧或半卧位	
14. 观察患者呼吸、脉搏、血压情况；观察有无气胸、血胸、肺水肿和胸腔感染等并发症；观察穿刺点有无渗血或渗液	
15. 整理用物和床单位，标本送检	
16. 六步洗手法洗手，记录	

【健康教育】

1. 胸腔穿刺术的目的。

2. 胸腔穿刺术的术后观察重点。

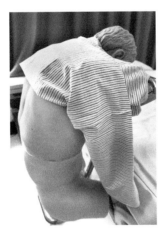

图 1-132　胸腔穿刺术

三、肾脏穿刺术

【目的】

①明确诊断；②指导治疗；③判断预后。

【用物准备】

肾穿针、洞巾、纱布、棉球、血管钳、治疗巾、无菌耦合剂、无菌B超探头；常规消毒盘（酒精、碘伏、无菌镊子、棉签）；其他用物（无菌手套、标本试管、麻醉药、无菌刀片、显微镜、砂袋、腹带）。

【评估】

①患者病情、年龄、意识状态、合作程度、出凝血状况；②检查室环境；③物品准备情况（B超、显微镜等）。

【操作步骤及要点】

操作步骤	要　点
1. 肾穿前 （1）练习憋气，因为肾脏会随着呼吸移动位置，如果在肾穿操作时呼吸，会划伤肾脏，导致出血 （2）练习床上排尿、便	平卧在床上，腹部垫一软枕，重复练习憋气：吸气后憋气，然后缓慢吐气、放松 肾穿后绝对卧床24小时，需要床上排尿、便
2. 肾穿中 （1）核对患者信息	使用提问和核查腕带两种方法，核对至少两项患者基本信息（如姓名和病案号） 若选用普鲁卡因，应先做皮试

操作步骤	要　点
（2）协助患者摆放体位 （3）常规消毒，铺巾 （4）B超定位 （5）逐层麻醉至深层软组织 （6）穿刺取标本	肾穿过程中取俯卧位，腹下垫厚枕 穿刺点在肾下极 指导患者配合医生口令进行呼吸，穿刺过程中观察患者面色、脉搏、意识、神志等情况，出现异常立即通知医生
（7）肾组织送电镜、光镜以及免疫病理检查 （8）按压穿刺点5分钟，纱布覆盖，胶布固定	
3．肾穿后 （1）预防出血 1）遵医嘱使用止血药物 2）伤口加压包扎，沙袋压迫止血。俯卧位6小时，绝对卧床24小时。24小时后解开腹带（图1-133） 3）1周内不能剧烈活动腰部，如跑步、游泳 （2）及时发现出血 1）定时测量患者的血压、心率、呼吸 2）观察患儿排尿情况，前3次尿留取标本送检 3）听取患儿主诉，有无腰痛、腹部不适等情况 4）嘱患者多喝水，达到冲洗尿路的目的	 内出血可以从生命体征反应 尿液检查结果与肾穿前尿液结果相比较，判断有无出血情况的加重 及时进行检查，及早发现出血征象

【健康教育】

1. 告知患者及家属肾脏穿刺术的目的。

2. 告知患者及家属肾脏穿刺术的术前、术中配合，术后护理要点。

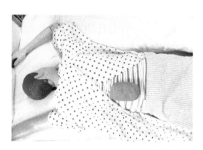

图 1-133　肾脏穿刺术

四、骨髓穿刺术

【目的】

骨髓穿刺术是一种常用的诊断技术，采取患者骨髓液进行检查，明确疾病的原因。

【用物准备】

无菌骨穿包（骨穿针、5ml 注射器、20ml 注射器、洞巾、纱布、7 号针）、常规消毒盘（酒精、碘伏、无菌镊子、棉签）、其他用物（无菌手套、玻片、推片、麻醉药、培养基、美敷敷料等）。

【评估】

①患者病情、年龄、意识状态、合作程度、出凝血状况、穿刺部位皮肤情况；②检查病室环境。

【操作步骤及要点】

操作步骤	要点
1. 核对患者信息	使用提问和核查腕带两种方法，核对至少两项患者基本信息（如姓名和病案号）若选用普鲁卡因，应先做皮试
2. 操作者六步洗手法洗手，戴口罩	
3. 选择穿刺部位	常用的有髂前上棘穿刺、髂后上棘穿刺、胸骨穿刺、腰椎棘突穿刺
4. 根据不同穿刺点摆放合适的体位	髂前上棘和胸骨采用仰卧位；髂后上棘俯卧或侧卧位；棘突可以采用坐位（同胸腔穿刺体位）
5. 常规消毒皮肤，术者戴无菌手套，铺巾	
6. 局部麻醉	配合医生抽取麻醉药，注意无菌原则
7. 穿刺，拔出针芯，连接 10ml 注射器抽吸少许红色骨髓	操作过程中注意观察患者的神志、意识、呼吸和面色
8. 留取标本送检	
9. 放入针芯，拔出骨穿针	
10. 无菌纱布覆盖穿刺点，胶布固定（图 1-134）	
11. 整理用物	
12. 六步洗手法洗手，签字、记录	

【健康教育】

1．告知患者骨髓穿刺术的目的。

2．告知患者骨髓穿刺术的术中配合，术后护理要点。

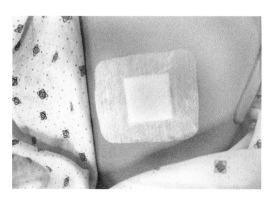

图 1-134　骨髓穿刺术

第二章

常用专科操作规程
与注意事项

第一节 内科技术操作

一、缩唇呼吸功能锻炼的方法

【目的】

①改善肺循环；②提高支气管内压，避免塌陷；③提高膈肌肌力；④降低胸腔压力；⑤增加肺活量。

【评估】

①患者病情、意识状态及合作程度；②病室环境；③患者呼吸模式。

【操作步骤及要点】

操作步骤	要　点
1. 护士六步洗手法洗手，戴口罩	
2. 关闭门窗，请其他人员回避	
3. 核对医嘱	
4. 核对患者，并向患者解释腹式呼吸法的操作目的及过程，以取得同意	床旁查对腕带或床头卡上的床号、姓名、住院号是否正确
5. 协助患者取舒适放松体位	

续表

操作步骤	要 点
6. 经鼻深吸气　呼气时缩唇微闭，缓慢呼气 4～6 秒（图 2-1）	患者呼气时缩唇大小程度由患者自行选择调整，不要过大或过小 指导患者呼气时必须被动放松，避免腹肌收缩 吸气与呼气比以 1：2 或 1：3 为宜 告知患者如有呼吸困难或胸闷、憋气等不适时，及时通知医护人员 操作后再次核对患者信息
7. 告知患者按规定时间进食、整理用物	
8. 六步洗手法洗手，签字、记录	

【健康教育】

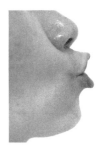

图 2-1　缩唇呼吸功能锻炼的方法

1. 指导患者缩唇呼吸与腹式呼吸应结合练习。每日 2 次，每次 10～20 分钟，每分钟 7～8 次。

2. 初次练习患者可将手指置于面部正前方距离约 20cm 处，模拟吹蜡烛火苗的动作，感受呼出气流的速度，之后可在家人的协助下，逐渐延长手指和面部的距离至 90cm，并逐渐延长练习时间。

二、腹式呼吸功能锻炼的方法

【目的】

①增加膈肌的收缩能力和收缩效率，改善肺底部通气，有

助于正常呼吸模式的恢复；②降低呼吸肌群的能耗，提高呼吸效率；③改善内脏运动。

【评估】

①患者病情、意识状态及合作程度；②病室环境；③患者呼吸模式。

【操作步骤及要点】

操作步骤	要　点
1. 六步洗手法洗手，戴口罩	
2. 关闭门窗，请其他人员回避	
3. 核对医嘱	
4. 核对患者，并向患者解释腹式呼吸法的操作目的及过程，以取得同意	床旁查对腕带或床头卡上的床号、姓名、住院号是否正确
5. 协助患者取卧位或半坐卧位，两膝半屈使腹肌放松，一手放于腹部，一手放于胸部（图 2-2）	
6. 指导患者经鼻吸气，从口呼气，呼吸气应该缓慢和均匀，不可用力	
7. 用鼻缓慢深吸气，膈肌松弛，尽力将腹部挺出	
8. 缓慢呼吸，腹肌收缩，腹部下凹	
9. 协助患者舒适体位，告知患者按规定时间进食、整理用物	
10. 六步洗手法洗手、签字、记录	

【健康教育】

1. 告知患者避免用力呼气或呼气过长，以免发生喘息、憋气、支气管痉挛。

2. 深呼吸练习时以每次练 3~4 次吸/呼气为宜，避免过度通气。每日 2 次，每次 10~15 分钟。

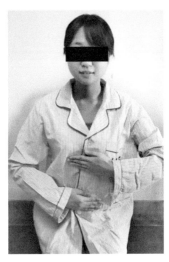

图 2-2　腹式呼吸功能锻炼的方法

三、腹围测量方法

【目的】

①测量患者腹围最大径线，为治疗腹水及评估治疗效果提供依据；②产妇产前检查的手段。

【评估】

①患者病情、意识状态及合作程度；②病室环境。

【操作步骤及要点】

操作步骤	要　点
1. 六步洗手法洗手，备齐用物携至患者床旁	
2. 向患者做好解释，取得配合	
3. 遮挡患者	保护隐私
4. 协助患者露出腹部	注意保暖
5. 由患者腰背部至腹部最高点进行测量	一般以肚脐为中心，以 cm 为单位，保留一位小数点
6. 协助患者穿好衣服、整理用物	
7. 六步洗手法洗手，签字、记录	

【健康教育】

若每日测量，应固定在早餐或午餐前进行。

四、胰岛素注射技术

【目的】

①帮助患者控制血糖；②减少糖尿病并发症的发生；③维持正常的糖代谢和脂代谢。

【用物准备】

治疗车、治疗盘、酒精、无菌棉签、注射盘、胰岛素注射器、胰岛素、医用垃圾及生活垃圾袋、免洗手消毒液。

【评估】

①患者病情、意识状态及合作程度，注射部位（上臂或腹部）皮肤情况（有无淤斑、瘢痕、脂肪萎缩、皮下硬结等）；②病室环境；③治疗室环境。

【操作步骤及要点】

操作步骤	要　点
1. 检查胰岛素注射器包装及针栓活动完好，胰岛素瓶外观有无破裂，药物无混浊、沉淀，在有效期内	床旁评估，查对腕带或床头卡上的床号、姓名、住院号是否正确
2 酒精棉签消毒瓶塞处2遍，待干后抽取医嘱要求的剂量，针尖垂直向上排气后用针找帽的方式将针帽扣紧，放入无菌盘内，写好标签黏贴在注射器上	提前30分钟将胰岛素从冰箱取出 应用胰岛素专用注射器
3 次核对患者	
4. 酒精消毒注射部位（上臂或腹部）的皮肤2遍	观察注射部位(上臂或腹部)皮肤情况（有无淤斑、瘢痕、脂肪萎缩、皮下硬结等）
5 再次核对患者信息后，如用胰岛素注射器时，与皮肤呈45°进针（图2-3），回抽无回血推注胰岛素。如用胰岛素笔式注射器应90°进针、90°（图2-4）拔针，棉签轻轻擦拭。嘱患者无渗血、渗液勿用力按压	回抽可见回血时，要拔出针头重新注射 服用抗凝药的患者注射后应按压注射部位5分钟
6. 协助患者舒适体位，告知患者按规定时间进食	注意操作后再次核对患者信息
7. 六步洗手法洗手、签字、记录	

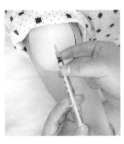
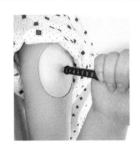

图2-3　注射器注射　　图2-4　胰岛素笔式注射器注射

五、动态血糖监测技术（以雷兰动态血糖监测仪为例）

【目的】

①通过监测探头实时传输了解患者血糖动态变化、波动规律及原因；②发现不易被传统方式监测到的高血糖或低血糖情况；③对药物和胰岛素疗效进行精确动态评估。

【用物准备】

探头、置针器、动态血糖仪、3M 透明贴、75% 酒精、棉签、胶布、垃圾袋（生活垃圾袋和医用垃圾袋）、锐器桶、消毒液。

【评估】

①患者病情、意识情况、合作程度，上臂处皮肤有无瘢痕、炎症、硬结、淤斑等，上臂处皮肤清洁；②病室环境；③治疗环境。

【操作步骤及要点】

操作步骤	要　点
1. 开机，检查仪器电量及时间	
2. 核对患者信息	
3. 协助患者取得舒适体位	
4. 选择注射部位，75% 酒精消毒注射部位皮肤 2 次，消毒直径＞5cm，自然待干	植入位置为上臂肱二头肌下端外侧或上臂前侧三角肌与肱二头肌相交连线处

操作步骤	要　点
5. 安装探头于置针器上，摘掉探头针套（图 2-5）	探头需提前 30 分钟从冰箱取出复温
6. 置针（图 2-6）、固定（图 2-7）	
7. 将探针与仪器连接，接通仪器并清除前次数据，进入倒计时（图 2-8）	将传感器导线插头插入数据仪，之后旋转 90° 仪器接通后 15 分钟后查看电流，电流应在 20 ~ 300mA 倒计时结束后将 1 次指血血糖录入仪器，仪器正式启动
8. 佩戴仪器于手臂（图 2-9）	
9. 整理用物，消毒双手，再次核对医嘱	
10. 六步洗手法洗手，签字、记录	

【健康教育】

1. 每日输入空腹血糖值，采血时间误差不超过 2 分钟。签字记录进餐、用药、运动时间。

2. 佩戴期间避免进行强磁场的检查，如 X 线、MRI 等；避免大汗、淋雨、浸水。

3. 佩戴部位避免剧烈运动。如皮肤出现轻度瘙痒属正常情况，避免抓挠探头位置。

4. 每日护士检查仪器电流两次。佩戴过程中如出现机器报警或其他问题应及时联系医护人员。

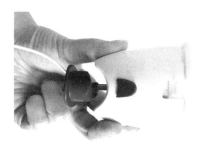

图 2-5　安装探头

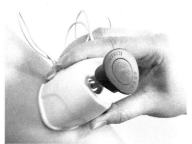

图 2-6　置针

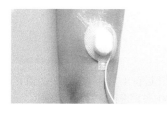

图 2-7　固定

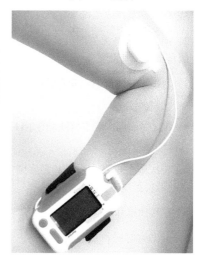

图 2-8　连接仪器　　　　　图 2-9　佩戴仪器

六、无创呼吸机的使用

【目的】

增加通气量，改善换气，降低呼吸功。

【用物准备】

无创呼吸机，面罩，头带，灭菌注射用水。

【评估】

①患者的生命体征；②面部皮肤情况；③根据患者情况选择合适的面罩和头带；④周围环境宽敞、清洁，便于操作，配套实施完善（氧气、压缩空气接口，电源）。

【操作步骤及要点】

操作步骤	要　点
1. 护士六步洗手法洗手、戴口罩	
2. 向患者解释无创呼吸机治疗的作用和目的并取得配合	
3. 协助患者取舒适、安全卧位	常用半卧位（30°～45°）（图 2-10）；避免饱餐后进行，以免误吸
4. 湿化器内加水至水位线（图 2-11）	应使用蒸馏水或灭菌注射用水，加水量不可过多，也不可过少
5. 遵医嘱根据室内温度和湿度调节湿化器的温度	使用中温度一般可保持在 32～34℃
6. 连接面罩和呼吸机	检查呼吸机管道其他各处连接完好
7. 调节好呼吸机参数后，协助患者佩戴面罩，并调节头带松紧适宜	避免在较高的吸气压力状态下佩戴面罩，增加患者的不适；固定合适的面罩以能插入 1～2 个手指为宜；额面及鼻背受压部位可给予适当保护，以免造成压疮（图 2-12）
8. 询问患者感受，并指导患者配合呼吸机呼吸	指导患者闭紧嘴，用鼻呼吸，并减少吞咽动作，避免把气吸入胃内，造成胃肠胀气
9. 保持测压管随时在螺纹管上方（图 2-13）	以减少积水

操作步骤	要　点
10．治疗过程中注意保持呼吸机管路通畅，防止扭曲，观察是否有积水	螺纹管中有积水，可将管中积水向储水罐中抖动，使其流入储水罐
11．治疗过程中密切观察患者情况，协助排痰	协助排痰时，可解开头带一侧的固定带。再次佩戴面罩后，应检查面罩是否漏气，呼吸机是否正常工作，并观察患者血氧饱和度变化
12．观察呼吸机报警情况，并处理常见故障（图2-14）	管路堵塞：立即断开无创呼吸机，为患者吸氧，通知医生的同时查看管路是否断开或打折 压力报警：查看管路是否积水；询问患者是否需要协助排水 漏气：查看面罩是否合适，头带松紧是否适宜
13．协助患者定时更换体位	使用无创呼吸机期间，卧床时间延长，应注意避免压疮发生
14．协助患者清洁面部，并检查面部皮肤情况	
15．操作完毕协助患者取舒适体位，清洁面部，并观察面部皮肤情况	注射泵清洁、消毒备用
16．整理床单位，分类整理用物	无创呼吸机送相应科室消毒备用
17．六步洗手法洗手，签字、记录	

【健康教育】

1．治疗前要向患者讲解在治疗过程中可能出现的各种感觉，帮助患者正确区分和客观评价所出现的症状。

2. 向患者讲解治疗过程中可能出现的问题及相应措施，如鼻、面罩可能使面部有不适感，如果使用鼻罩要闭口呼吸，注意咳嗽和减少漏气等。

3. 指导患者有规律的放松呼吸，以便于呼吸机协调。

4. 鼓励主动排痰并指导吐痰的方法。

5. 嘱咐患者或家属出现不适时及时通知医务人员。

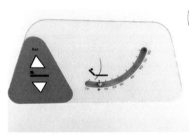

图 2-10　安全卧位

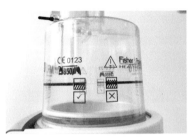

图 2-11　加水湿化器内

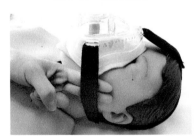

图 2-12　皮肤保护

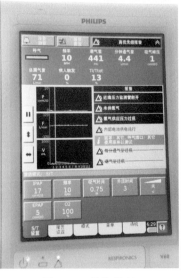

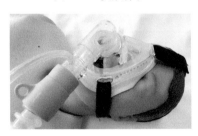

图 2-13　测压管位置

图 2-14　报警处理

七、腹膜透析

【目的】

①清除机体潴留的代谢产物和过多的水分；②纠正电解质紊乱；③维持酸碱平衡；④达到肾脏替代或支持的目的。

【用物准备】

治疗车、治疗盘、腹膜透析液（恒温箱内加温至 37.5℃）、碘伏帽、蓝夹子 2 个、治疗巾、胶布、医用垃圾及生活垃圾袋、手消。

【评估】

①患者病情、意识状态及合作程度；②病室环境。③患者的生命体征；④腹膜透析导管固定是否良好。

【操作步骤及要点】

操作步骤	要　点
1. 着装整洁、洗手、戴口罩	
2. 病室通风后，关闭门窗，静置30 分钟后操作。患者床单位清洁	
3. 核对医嘱	
4. 取出加温至 37.5℃的腹膜透析液，检查（图 2-15 ~ 图 2-21）	检查内容： （1）腹膜透析液浓度、有效期 （2）腹膜透析液是否漏液、浑浊，是否存在絮状物 （3）腹膜透析液出口塞是否折断 （4）腹膜透析液管路是否有水柱

操作步骤	要　点
	（5）腹膜透析液废液袋是否破损、是否漏液 （6）腹膜透析液拉环是否松动 （7）腹膜透析液管路上的焊接点是否存在裂隙
5. 核对患者，并向患者解释腹膜透析的操作目的及过程，以取得同意。嘱患者佩戴口罩	床旁查对腕带或床头卡上的床号、姓名、病案号是否正确
6. 协助患者取舒适、安全卧位，暴露腹部　外接短管。取出患者腹部的外接短管，确保外接短管处于关闭状态，妥善放置	
7. 六步洗手法洗手	
8. 连接　拉开腹膜透析液接口拉环，取下外接短管上的碘伏小帽，迅速将双联系统与外接短管相连，用夹子夹住入液管路，挂于挂钩上。将空液袋置于地面清洁盆里（图2-22～图2-25）	（1）连接时注意将短管朝下，旋拧管路与短管完全密合、固定 （2）腹透液距床面60～100cm （3）废液袋光滑面向上，低于患者腹部50～60cm
9. 引流　打开外接短管旋钮开关，开始引流，引流结束，关闭外接短管旋钮开关（图2-26）	进行引流20分钟，同时观察排出液颜色、性状 如引流不畅，可协助患者适当更换体位
10. 排气　将腹膜透析液袋口的绿色出口塞折断，取下入液管路夹子，观察引流液流入引流袋，排净管路中空气，约5秒，用蓝夹子夹闭出液管路	

续表

操作步骤	要 点
11．灌注 打开外接短管旋钮开关，开始注入新鲜的透析液，10分钟内完成，关闭外接短管，再用另一夹子夹住入液管路	灌注时先慢后快，入液 200ml 后全部打开
12．分离 将外接短管与双联系统分开，旋拧碘伏帽至完全密合，放回腹部小袋中（图 2-27）	外接短管朝下 碘伏帽一次性使用
13．观察腹膜透析流出液性状，称量	
14．消毒双手，记录	

【健康教育】

1．指导患者居家治疗过程中严格无菌操作。

2．准确记录出入量。

3．操作过程中注意观察患者有无不适主诉。

4．注意保护外接短管，避免过度牵拉。

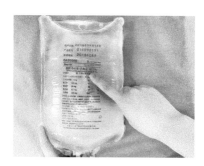

图 2-15 核对腹膜透析液

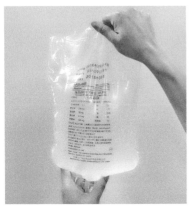

图 2-16　检查腹膜透析液

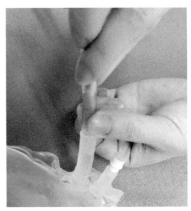

图 2-17　检查腹膜透析液出口塞

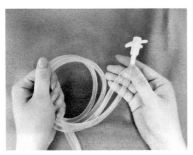

图 2-18　检查腹膜透析液管路

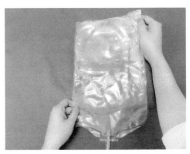

图 2-19　检查腹膜透析液废液袋

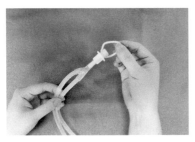

图 2-20　检查腹膜透析液拉环

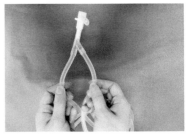

图 2-21　检查腹膜透析液焊接点，并分离

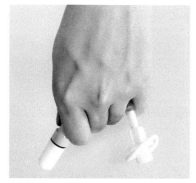

图 2-22 连接外管

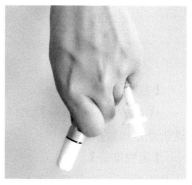

图 2-23 去除腹膜透析液拉环

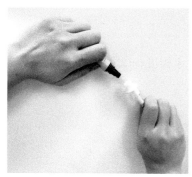

图 2-24 连接

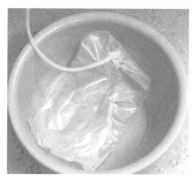

图 2-25 废液袋光滑面向上

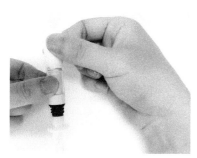

图 2-26 打开腹膜透析外接短管旋
钮开关

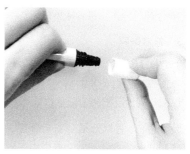

图 2-27 安装碘伏小帽

八、腹膜透析导管出口处换药

【目的】

①减少腹膜透析导管出口处感染的机会；②妥善固定腹膜透析外接短管。

【用物准备】

治疗车、治疗盘、碘伏、一次性无菌敷料 1 片、10%NaCl溶液 10ml、无菌手套 1 双，棉棒、胶布、医用垃圾及生活垃圾袋、免洗手消毒液。

【评估】

①患者病情、意识状态及合作程度；②病室环境；③腹膜透析导管固定是否良好。

【操作步骤及要点】

操作步骤	要　点
1. 着装整洁、洗手、戴口罩	
2. 病室通风后，关闭门窗，静置 30 分钟后操作。患者床单位清洁	
3. 核对医嘱	
4. 核对患者，并向患者解释腹膜透析导管出口处换药目的及过程，以取得同意。嘱患者佩戴口罩	床旁查对腕带或床头卡上的床号、姓名、病案号是否正确
5. 协助患者取舒适、安全卧位，暴露腹部　外接短管。取出患者腹部的外接短管，确保外接短管处于关闭状态，妥善放置（图 2-28）	

续表

操作步骤	要　点
6. 六步洗手法洗手	
7. 揭开敷料	按管路固定方向逆向揭开敷料
8. 戴无菌手套自隧道方向向出口处挤压，观察导管出口处有无红肿、压痛及分泌物（图 2-29）	戴无菌手套挤压隧道时示指和拇指沿隧道方向挤压至隧道口，但不可触及隧道口处皮肤 挤压力度要适度，过轻分泌物不能有效地被挤出，过重损伤皮下隧道 如有分泌物，需及时留取培养
9. 10%NaCl 溶液消毒腹膜透析管导管（图 2-30）	自腹膜透析导管隧道出口螺旋式消毒至管体，并消毒导管管体下皮肤
10. 碘伏消毒距腹膜透析导管出口 0.5cm 向外皮肤（图 2-31）	消毒面积大于 10cm 每次消毒后待干
11. 贴新敷料	粘贴方向要顺导管走行，不可牵拉、扭转 导管处蝶形固定
12. 将外接短管妥善放置	
13. 消毒双手	
14. 整理用物后再次洗手，做记录	

【健康教育】

1. 手术后两周的伤口用纱布覆盖换药，分别于术后第 3、7、10 和 14 天换药。

2. 如遇到伤口分泌物较多应除按以上方法消毒之外，还要加强擦拭消毒直至清除干净分泌物。

3. 术后 2 周内不洗澡；2 周后，洗澡时要妥善保护腹膜透析导管出口处，用干净的水淋浴，淋浴后需立即进行腹膜透析导管出口处的护理，严禁盆浴。

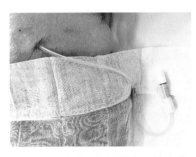
图 2-28　腹膜透析导管出口处换药

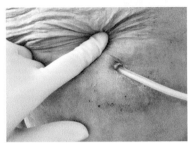
图 2-29　腹膜透析导管出口处换药

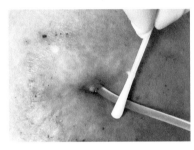
图 2-30　腹膜透析导管出口处换药

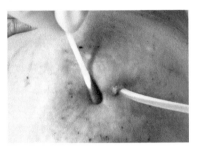
图 2-31　腹膜透析导管出口处换药

● 第二节　外科技术操作

一、造口护理技术

【目的】

①观察造口黏膜及其周围皮肤情况；②保持造口周围皮肤

清洁，积极预防造口并发症的发生；③帮助患者掌握正确护理造口的方法。

【用物准备】

治疗车、治疗盘、造口量度表、剪刀、防漏膏、造口袋、弯盘（内盛温水）、纱布、垫巾、医用垃圾袋、免洗手消毒液、必要时备屏风。

【评估】

①患者病情、意识状态、自理程度及合作程度；②患者对护理造口方法和知识的掌握程度；③造口的类型、功能状况及有无并发症；④病室环境。

【操作步骤及要点】

操作步骤	要　点
1. 护士六步洗手法洗手，戴口罩	
2. 准备用物	
3. 携物品至患者床旁，核对并解释	床旁评估，查对腕带或床头卡上的床号、姓名、住院号是否正确
4. 协助患者取舒适安全卧位，必要时用屏风遮挡	注意保护患者隐私
5. 暴露造口部位（图2-32），铺上看护垫或垫巾	
6. 一手固定皮肤、一手由上向下将造口袋连带造口底盘一同揭除，观察内容物性状	去除造口袋时动作应轻柔，注意保护皮肤，防止皮肤损伤

续表

操作步骤	要　点
7. 温水清洁造口及周围皮肤，由内向外擦拭，并观察造口黏膜及周围皮肤的情况（图 2-33）	清洁造口及周围皮肤时勿用消毒液，如酒精、碘酒、双氧水，用清水即可
8. 用直尺测量造口的大小、形状（图 2-34）	
9. 根据测量好的造口大小进行裁剪，直径比造口大 1~2mm（图 2-35）	造口袋底盘与造口黏膜之间保持适当空隙（1~2mm）。空隙过大，粪便刺激皮肤易引起皮炎；空隙过小，底盘边与黏膜摩擦将会导致不适甚至出血
10. 撕开保护纸，将造口底盘从下到上平整粘贴在皮肤上，并用手轻压（图 2-36）	粘贴造口袋前应当保证造口周围皮肤干燥，注意底盘粘贴要平整，不留皱褶
11. 将造口袋黏贴在造口底盘上（图 2-37）	
12. 协助患者舒适体位	
13. 六步洗手法洗手、签字、记录	注意操作后再次核对患者信息

【健康教育】

1. 告知患者注意造口与伤口距离，保持伤口清洁，防止污染伤口。

2. 告知患者造口袋中粪便勿积累太多，不要超过造口袋容积的 1/2，以防袋子过重造成渗漏。

3. 告知患者注意观察造口血运及周围皮肤情况，防止并发症的发生。

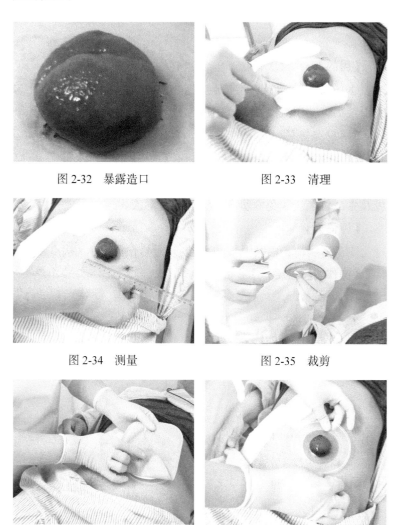

图 2-32　暴露造口　　　　　　　图 2-33　清理

图 2-34　测量　　　　　　　　　图 2-35　裁剪

图 2-36　放置造口底盘　　　　　图 2-37　黏贴造口袋

二、胸腔闭式引流的护理

【目的】

①保持引流通畅，维持胸腔内压力；②防止逆行感染；③便于观察胸腔引流液性状、颜色、量。

【用物准备】

治疗车、治疗盘、（棉签、安尔碘、治疗巾、纱布）、止血钳两把、无菌生理盐水、引流瓶、无菌换药盘、胶布、医用垃圾及生活垃圾袋、免六步洗手法洗手消毒液。

【评估】

①患者病情、意识状态、患者自理及合作程度；②病室环境。

【操作步骤及要点】

操作步骤	要　点
1. 护士六步洗手法洗手，戴口罩	
2. 准备物品	检查一次性无菌引流装置包装完整性及有效性
3. 引流瓶内倒入适量无菌生理盐水，使水封管下端浸入水面以下 3 ~ 4cm	注意无菌操作
4. 贴一横胶布条于引流瓶水平线上，注明日期及水位（图 2-38）	
5. 携用物至床旁	
6. 核对患者，向患者及家属解释引流的目的及注意事项	

续表

操作步骤	要　点
7. 协助患者摆好体位	患者有引流管一侧靠近床旁
8. 用两把止血钳双重夹闭引流管（图2-39），将其与引流瓶水封管上的橡皮管连接	保持引流系统的密闭和无菌状态
9. 松开止血钳	固定管路正确、安全
10. 检查通畅　嘱患者咳嗽，观察胸引管波动情况（水柱波动 4 ~ 6cm 为宜）	观察患者病情变化，及时处理
11. 查漏气，观察胸引管上下段接口处有无漏气	
12. 将水封瓶放于安全处，保持水封瓶液面低于胸腔闭式引流管口 60 ~ 100cm	
13. 协助患者取适宜卧位	患者宜取半卧位，利于呼吸及引流
14. 整理用物、将引流瓶置于安全处	
15. 六步洗手法洗手、签字、记录	引流液的性质、量及患者反应

【健康教育】

1. 告知患者水封瓶应低于胸部以下，不可倒转。

2. 告知患者翻身活动时防止引流管受压、打折、扭曲、脱出。

3. 告知患者保持引流管通畅，注意观察引流液的量、颜色及性质变化。

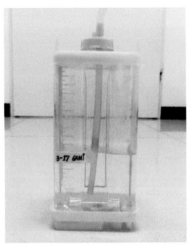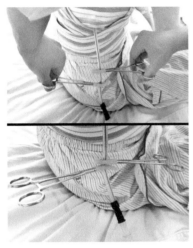

图 2-38　胸腔闭式引流的护理　　图 2-39　胸腔闭式引流的护理

三、更换引流袋

【目的】

①保持引流管通畅、防止感染；②便于观察引流液的颜色、量和性状。

【用物准备】

治疗车、治疗盘、无菌止血钳、无菌纱布、治疗巾、一次性使用引流袋、一次性橡胶手套、生活垃圾桶、医疗垃圾桶、免洗手消毒液。

【评估】

①评估患者的年龄、病情、意识状态、合作程度；②评估患者引流的种类、位置、目的和置管时间；③评估患者引流管周围皮肤、敷料有无渗血、渗液、引流管及引流袋连接是否完

好以及引流液的量、色及性状。

【操作步骤及要点】

操作步骤	要　点
1. 护士六步洗手法洗手，戴口罩	
2. 核对患者信息	
3. 评估患者	评估患者的年龄、病情、意识状态、合作程度
4. 向患者解释操作注意事项，取得患者的配合	告知患者引流目的、更换引流袋的目的、维持有效引流的意义，取得患者的配合
5. 检查引流管	检查引流管的标识，了解置管时间、引流的种类、位置、目的、评估敷料有无渗血、渗液、检查引流管及引流袋连接是否完好、观察引流液的量、色及性状
6. 护士回治疗室准备用物，携用物至患者床前	
7. 再次核对患者信息，与患者交流。关闭门窗，拉帘、遮挡患者	注意保护患者隐私
8. 协助患者取舒适卧位，掀开被子、充分暴露敷料及引流管，打开垃圾桶，消手	注意保暖
9. 铺无菌治疗巾于引流管口下方，将一次性无菌纱布、一次性引流袋及止血钳放于治疗巾上。由上而下挤压引流管，然后用止血钳夹闭引流管中下端，将引流袋至于床上（图 2-40 ~ 图 2-42）	严格无菌技术

操作步骤	要　点
10．消手。消毒引流管及引流袋接头处，用无菌纱布包裹。带橡胶手套，将引流袋自接口处断开，然后将引流袋置于医疗垃圾桶内，摘掉手套，消手	严格无菌技术
11．消毒引流管接口处。连接引流管和新的引流袋，（图 2-43、图 2-44）床旁。松开止血钳（放置车下），再次挤压引流管，观察引流是否通畅	严格无菌技术
12．收拾用物、盖好被子、协助患者取舒适体位，告知患者护理引流管的注意事项	
13．整理用物、洗手、记录、签字	

【健康教育】

1．告知患者保留引流和更换引流的目的。

2．告知患者翻身活动时防止引流管受压、打折、扭曲、脱出，如何正确携带引流袋活动。

3．告知患者要保持引流管通畅，注意观察引流液的量、颜色及性质变化，如有异常要及时告知护士。

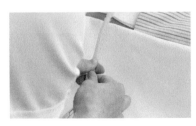

图 2-40　挤压引流管

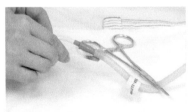

图 2-41　消毒引流管和引流袋接头处

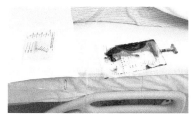

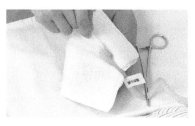

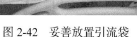　　　图 2-43　再次消毒引流管

图 2-42　妥善放置引流袋

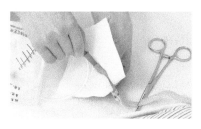

图 2-44　连接引流管和新的引流袋

四、脑室引流护理

【目的】

①保持脑室引流管通畅；②预防脑室引流逆行感染；③观察脑室引流液的颜色、性质和量。

【用物准备】

PDA、治疗车、卷尺、一次性手套、无菌治疗巾、挂表、快速手消毒液。

【评估】

①患者意识、瞳孔、生命体征及合作程度；②观察伤口敷料是否清洁、干燥，有无渗血、渗液；③观察引流液的引流量、颜色、性质；④向患者解释操作的目的及意义；⑤病室、治疗

室环境。

【操作步骤及要点】

操作步骤	要　点
1. 穿戴整洁，六步洗手法洗手，戴口罩	
2. 物品检查完毕，携用物至患者床前	检查所有物品的有效期
3. 核对患者信息	至少用两种方式核对患者信息
4. 打开垃圾桶，用快速手消毒液消毒双手	
5. 护士戴一次性手套，协助患者仰卧位	
6. 检查患者头部伤口敷料是否完好，是否清洁干燥，有无渗血渗液	
7. 检查引流管是否固定良好	
8. 检查治疗巾的日期，打开治疗巾，检查引流管三通是否打开，整个管路是否打折或受压（图2-45）	
9. 检查引流管标识是否完好，引流管留置日期是否清晰	
10. 检查无菌针筒处三通是否处于夹闭状态，检查引流袋接头是否连接紧密	
11. 摘除手套，消毒双手	
12. 更换引流管处的治疗巾，将新的无菌治疗巾放置在患者床头，并将引流管三通阀包裹，注明日期及时间，黏贴在治疗巾上	

操作步骤	要　点
13．护士拿卷尺，测量引流管最高点外耳道的垂直距离（图 2-46）	患者平卧时，引流管一般应高于侧脑室平面 10 ~ 15cm 为宜。医生也可根据患者的引流量调整引流管的高度
14．观察脑室引流管内引流液波动是否良好，是否有引流液引出。观察引流液的颜色和性质，有无沉淀	如突然出现血性引流液，应警惕颅内出血
15．通过观察无菌针筒上的刻度，记录引流量，并计时	
16．将引流管进口段的两个三通夹闭，打开出口段三通，使引流液流入引流袋内（图 2-47）	
17．关闭出口段的三通，并且将进口段的两个三通打开	
18．护士协助患者舒适卧位	
19．再次核对患者	
20．护士推车离开病房，收拾用物	
21．洗手，记录	

【健康教育】

1．指导患者活动时不可幅度过大，防止引流管意外脱出。

2．指导患者不可抓头部伤口敷料，以防引流管脱出。

3．指导患者不可将头部离开床面，导致引流管高度改变。

4．指导患者不可自行改变引流袋的位置。

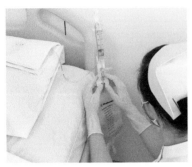

图 2-45　脑室引流

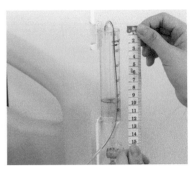

图 2-46　脑室引流

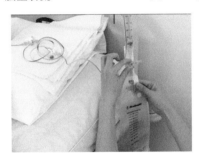

图 2-47　脑室引流

五、瞳孔观察

【目的】

①了解患者意识情况；②观察患者有无脑疝发生。

【用物准备】

治疗车、手电筒、瞳孔尺、手消毒液。

【评估】

①拿到医嘱核对医嘱信息，患者意识状态、生命体征及合作程度；②向患者解释操作的目的及意义；③询问患者既往有

无眼部疾患及手术经历；④病室环境。

【操作步骤及要点】

操作步骤	要　点
1. 护士六步洗手法洗手、戴口罩	
2. 物品检查完毕，携用物至患者床前	检查手电筒是否有电
3. 核对患者信息	至少用两种方式核对患者信息
4. 嘱患者正视前方，取测量尺放在视线轴下方，测量瞳孔的大小；同样的方法测量另一侧瞳孔	测量时应该在正常光线下，一般瞳孔的大小为 2~5mm；若患者无法睁眼，可用拇指和示指拨开上、下眼睑
5. 汇报双侧瞳孔的大小	
6. 注意两侧瞳孔是否等大、等圆、对称	
7. 注意瞳孔边缘是否规则、位置是否在正中线	
8. 直接对光反射　用手电筒在距离眼镜 3~5cm 处，从外向内迅速照射瞳孔，观察瞳孔是否缩小；移除光源后观察瞳孔是否恢复之前大小。同样的方法观察另一侧瞳孔（图 2-48）	手电筒照射瞳孔不超过 1 秒根据瞳孔对光反应灵敏度的情况，可分为对光反应消失、对光反应迟钝、对光反应灵敏
9. 间接对光反射　用左手掌放在两只眼睛中间，用手电筒从外向内迅速照射一侧瞳孔，观察另一侧瞳孔是否缩小，并在移除光源后恢复之前。同样的方法观察另一侧瞳孔（图 2-49）	
10. 双手消毒	

续表

操作步骤	要　点
11. 将呼叫器放置患者身边，协助患者舒适卧位，告知患者瞳孔检查结果，进行健康指导	
12. 收拾用物	
13. 六步洗手法洗手，签字记录	

【健康教育】

1. 告知患者瞳孔观察的目的及重要性。

2. 告知患者强光照射后会有所不适，为正常反应。

3. 告知患者如果出现视物模糊或头痛等症状及时呼叫。

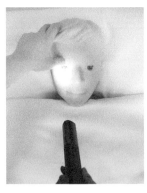
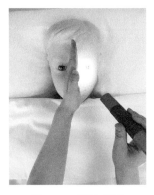

图 2-48　瞳孔观察　　　　图 2-49　瞳孔观察

六、骨折患者的体位安置

【目的】

①适应各种骨折复位固定的需求；②抬高患肢、利于静脉

回流、减轻肢体肿胀；③使患肢保持功能位。

【用物准备】

治疗车、枕头、免洗手消毒液。

【评估】

①患者病情、意识状态及合作程度；②病室环境。

【操作步骤及要点】

操作步骤	要　点
1. 护士六步洗手法洗手，戴口罩	
2. 检查、备齐用物携至床旁，向患者解释操作目的及配合方法	
3. 固定床脚	
4. 为患者摆放下肢功能位：下肢抬高20°~25°，在腘窝处放置一软枕，保持膝关节屈曲10°~15°，踝关节保持背伸90°（图2-50）	下肢功能位适合于下肢骨折患者抬高患肢，利于静脉回流、减轻肢体肿胀和疼痛
5. 拉起床档	
6. 将呼叫器放置患者伸手可及处	
7. 核对患者信息，告知患者注意事项	
8. 整理用物	
9. 六步洗手法洗手，签字记录	

【健康教育】

1. 营养指导　调整膳食结构，保证营养素的供给。

2. 指导患者有计划和正确地进行功能锻炼。

（1）早期：术后 1~2 周内患者活动主要以患肢肌肉等长收缩为主，目的是促进患肢血液循环，利于消肿和稳定骨折。

（2）中期：术后 2~3 周后，骨折趋于稳定，可适当增加活动量、强度和时间。

（3）后期：加强患肢关节的主动及负重锻炼。

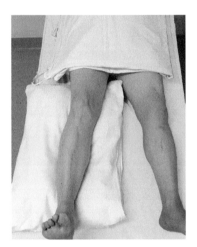

图 2-50　骨折患者的体位安置

七、骨牵引、皮牵引技术

【目的】

①患肢制动；②保持肢体功能位；③减轻疼痛；④使脱位的关节或错位的骨折复位，并维持复位后的位置；⑤矫正和预防因肌肉挛缩所致的关节畸形。

【用物准备】

牵引架、滑轮、重锤、牵引套 1 副、牵引绳、牵引弓、免洗手消毒液、20ml 注射器、75% 酒精、无菌小药瓶。

【评估】

①患者病情、意识状态、心理状态、自理程度及合作程度；②患者全身情况；③患者患肢局部皮肤情况、患肢感觉、运动、皮温、血运。

【操作步骤及要点】

操作步骤	要　点
1. 护士六步洗手法洗手，戴口罩	
2. 检查用物携至床旁，核对并解释操作目的及配合方法	
3. 将牵引架悬挂于床尾，固定牢固	
4. 如果为皮牵引，协助患者平卧位，一人双手牵拉固定患肢轻轻抬离创面约 10cm，另一人迅速将皮牵引套平铺于床上	操作过程中观察患者反应、皮肤及患肢情况，倾听患者主诉
5. 调节好长度，包裹牵引的肢体，松紧度以能够伸进 1~2 指为宜（图 2-51）	牵引套松紧适宜
6. 牵引套上缘位于股中上 1/3 处（图 2-52），下缘至踝关节上 3 横指（图 2-53），暴露膝关节	牵引套位置合适
7. 如果为跟骨骨牵引，踝关节保持中立位，自内踝下段到后下缘连线中点，为进针点	将进针点标出，便于穿针每日两次在针眼处滴注 75% 酒精以保持无菌。为防止牵引针外露部分损伤皮肤，可用无菌小药瓶给予保护

续表

操作步骤	要　点
8. 消毒后，从内侧进针点保持水平并与跟骨垂直钻入跟骨（图2-54）	
9. 安装牵引弓，在布朗士架进行牵引	
10. 拴牵引绳，检查绳扣是否可靠，下肢保持外展中立位	患肢处于功能位
11. 系上牵引锤，遵医嘱调节牵引重量	牵引重量正确
12. 协助患者取舒适体位，将呼叫器放置患者伸手可及处	
13. 核对患者信息，告知注意事项	
14. 整理用物	
15. 六步洗手法洗手、签字记录	

【健康教育】

1. 维持有效牵引　牵引重量不可随意增减；应保持牵引绳悬空，牵引绳上不可放置棉被、衣服等，以免分散牵引重量；牵引绳及滑轮应与肢体成一直线；患肢下放置枕头以抬高患肢，形成反牵引力；保持牵引架固定，防止移位；保持患肢功能位，足底不可触及床尾。

2. 指导患者主动活动牵引远端关节，进行肌肉收缩活动。

3. 指导患者进行深呼吸、咳嗽咳痰，预防坠积性肺炎的发生。

4. 指导患者利用健肢力量做臀部抬起运动，预防压疮。

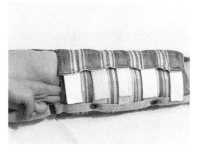

图 2-51　皮牵引技术

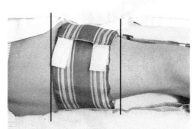

图 2-52　皮牵引技术

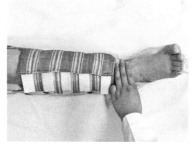

图 2-53　皮牵引技术

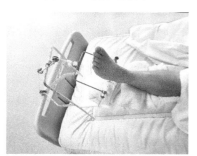

图 2-54　骨牵引技术

八、气管切开配合

【目的】

解除各种原因导致的呼吸困难。常见原因有咽部阻塞而有呼吸困难者、喉阻塞、各种原因所致的下呼吸道分泌物潴留、其他手术的前置手术、某些下呼吸道异物。

【用物准备】

气管切开包、气管切开插管、无菌手套、皮肤消毒用品、1% 普鲁卡因或利多卡因溶液、肾上腺素 1 支、生理盐水、聚光灯、10ml 注射器 2 支、吸痰装置 1 套、吸氧装置 1 套、必要时备抢救物品。

【评估】

患者的年龄、意识、病情、呼吸、缺氧程度、是否具有气管切开的指征。

【操作步骤及要点】

操作步骤	要　点
1. 六步洗手法洗手，戴口罩	
2. 环境清洁，整齐，请家属及探视者回避	三查八对
3. 用物准备	用物准备齐全
4. 外周留置安全静脉留置针，必要时遵医嘱使用短效镇静剂	严格无菌操作
5. 协助患者取仰卧位，肩下垫小枕	安置患者手术体位
6. 消毒　以切口为中心，常规消毒，直径＞15cm，铺无菌巾	无菌操作
7. 协助开包，医生予局部麻醉	必要时给予高流量氧气吸入
8. 由医生行气管切开术，放置气管套管，检查气管套管在位情况	操作过程中，密切观察患者的神志、面色、心律、心率、氧饱和度变化，及时报告医生
9. 气囊充气，控制气囊压力＜18mmHg（图 2-55）	
10. 使用扁带将气管套管系于颈部固定（图 2-56）	必要时经气管切开吸痰
11. 用纱布敷料垫在伤口与套管之间	
12. 遵医嘱给予氧气吸入或呼吸机辅助通气	清醒患者操作过程中注意患者心理变化，指导患者配合操作

续表

操作步骤	要　点
13. 协助患者舒适卧位，整理床单位	
14. 整理物品，垃圾分类处理	
15. 六步洗手法洗手，签字记录	

【健康教育】

1. 操作前进行全面详细的宣教，指导患者术中配合。

2. 向患者及家属宣教预防套管滑脱及保持气道通畅的方法。

3. 术后观察患者呼吸、痰液情况，监测血氧饱和度、血压、心率变化。观察有无气胸或纵隔气肿，预防肺炎、肺不张等并发症。

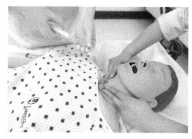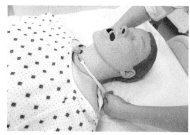

图 2-55　气囊充气　　　　　　　图 2-56　固定

九、膀胱冲洗护理

【目的】

①前列腺及膀胱手术后预防血块形成；②治疗膀胱内的血凝块、黏液、细菌等异物，预防膀胱感染；③使尿液引流通畅；

④观察有无活动性出血的发生；⑤止血、抗炎、减少结石形成。

【用物准备】

治疗车、治疗盘、PDA、冲洗液、冲洗管路（冲洗上管、冲洗下管）冲洗标志牌、广口瓶（1个）、冲洗瓶500ml（1个）、调节阀、洁护垫（2个）、弯盘、止血钳、治疗巾、无菌纱布引流袋、三腔尿管堵头、胶布、一次性手套、别针。床旁备移动输液架。

【评估】

①核对医嘱信息，评估患者年龄、生命体征、意识状态及合作程度；②了解患者尿液的性状、量、颜色；③评估患者有无尿频、尿急、尿痛、膀胱憋尿感，尿道口有无渗血；是否出现膀胱痉挛痛；尿管是否通畅，有无渗漏及尿管脱出；④向患者解释膀胱冲洗的目的、方法、注意事项及配合要点，取得患者及家属的同意。

【操作步骤及要点】

操作步骤	要　点
1. 护士准备　衣帽整洁，修剪指甲，六步洗手法洗手，戴口罩	六步洗手法（皂液40～60秒，手消20～30秒）
2. 用物准备，携用物至患者床旁（图2-57）	检查所有物品的有效期
3. 核对患者信息，做好解释工作	至少用两种方式核对患者信息
4. 患者取平卧位，松开裤袋，暴露三腔导尿管末端	
5. 铺治疗巾于三腔导尿管与尿管接头处，将弯盘放置于治疗巾上，洗手（图2-58）	严格无菌操作

操作步骤	要　点
6. 打开冲洗液包装，消毒冲洗液接口	按规范更换引流袋，防止感染发生
7. 打开冲洗上管管路包装，关闭冲洗上管管路开关 （1）检查冲洗器生产日期、有无破损、漏气 （2）核对冲洗液，检查生产日期，有无破损、变质，开启，消毒 （3）插入冲洗器，连接冲洗液与冲洗上管	寒冷气候，冲洗液应加温至约35℃，以防冷刺激膀胱引起膀胱痉挛
8. 将冲洗液挂于输液架上，悬挂冲洗牌，液面距患者床面约60cm，以产生一定压力，使冲洗液可以顺利流入膀胱	有效的压力，可以使液体顺利滴入膀胱，冲洗过程要严密观察冲洗引流通畅情况
9. 开放冲洗上管管路开关，排净冲洗上管滴壶下管道气体后关闭冲洗上管管路开关，将清洁玻璃瓶置于患者床边	
10. 洗手，戴手套	
11. 用止血钳夹住三腔导尿管末端，手持冲洗上管管路，将三腔导尿管侧支关闭阀打开，消毒侧支端口，将冲洗上管与三腔导尿管侧支相连（图2-59）	注意区分冲洗上管与冲洗下管的连接口
12. 手持冲洗下管管路，将三腔导尿管主支与尿袋连接口处分开，消毒三腔导尿管主支端口，将冲洗下管与三腔导尿管主支相连（图2-60）	避免污染三腔导尿管

操作步骤	要　点
13. 将冲洗下管末端置于清洁玻璃瓶内，并用胶布固定于瓶口，防止管路摆动滑出瓶外（图 2-61）	勿置于冲出液面下，以免影响冲出速度的观察
14. 脱手套，洗手	
15. 开放三腔导尿管末端止血钳，开放冲洗上管管路开关，使冲洗液滴入膀胱，根据医嘱调节冲洗滴速（红快浅慢）	据引流液的颜色，遵医嘱调整冲洗速度
16. 观察 （1）患者的反应以及冲洗液的量及颜色、冲洗引流通畅情况 （2）观察冲入速度与冲出速度是否相同，膀胱有无憋胀感及是否发生膀胱痉挛痛	观察患者生命体征，防范出现低钠血症，注意倾听患者主诉。若患者主诉冲出液颜色加深，评估冲入冲出速度是否相符，挤压冲洗管，看有无血凝块堵塞管道；若患者主诉下腹部疼痛、憋胀，及时通知医生，采取相应措施（冲洗管是否堵塞、冲洗液的温度、托特罗定等）
17. 整理 （1）冲洗液与静脉输液管路使用不同输液杆，在移动输液架上悬挂膀胱冲洗标识 （2）向患者宣教，解释憋尿感，指导患者放松 （3）移除原有尿袋，收拾用物，整理床单位，洗手、签字 （4）记录冲洗过程，冲洗速度，冲出液颜色及患者生命体征及主诉	避免冲洗液与外周静脉混淆

操作步骤	要　点
18. 冲洗结束的处理 冲洗完毕，关闭冲洗上管管路，用止血钳夹闭三腔导尿管末端，洗手，戴手套，消毒三腔导尿管侧支端口，关闭侧支，打开尿袋包装，消毒三腔导尿管主支端口后连接尿袋，固定尿袋于床旁，尿袋位置低于膀胱，以利于引流，收拾用物，脱手套，洗手	严格无菌技术，注意区分三腔导尿管夹闭与开放

【健康教育】

1. 指导患者活动时不可幅度过大，防止尿管牵拉引起疼痛。

2. 指导患者多喝水，每日大于 2000ml，勤排尿，不憋尿。

3. 指导患者采取适当体位，保持尿管引流通畅，防止打折、扭曲、脱落。

4. 指导患者换取体位时，尿袋应低于耻骨联合。

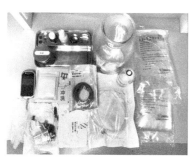

图 2-57　用物准备

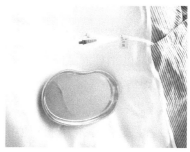

图 2-58　三腔导尿管与尿管接头连接

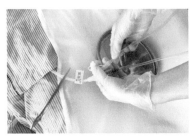

图 2-59　连接冲洗上管

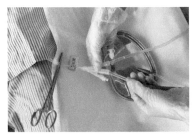

图 2-60　连接冲洗下管

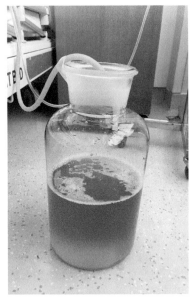

图 2-61　冲洗管放置

十、弹力袜的使用方法

【目的】

①减轻下肢水肿；②预防下肢深静脉血栓形成；③预防静脉曲张；④治疗静脉曲张。

【评估】

①患者病情、意识状态及合作程度；②评估病室环境；③评估患者是否有弹力袜的使用禁忌；④测量患者脚踝最细、小腿最粗、股部最粗部位的腿围。

【操作步骤及要点】

操作步骤	要　点
1. 护士着装整洁、洗手、戴口罩	
2. 关闭门窗，请其他人员回避	
3. 核对医嘱，根据患者腿围携合适型号弹力袜至患者床旁	
4. 核对患者，并向患者解释穿着弹力袜的操作目的及过程，以取得同意	床旁查对腕带或床头卡上的床号、姓名、住院号是否正确
5. 协助患者取平卧位位	操作前保证患者已处于平卧位 15 分钟
6. 按照正确的穿着顺序进行穿着 （1）将袜子外翻至脚后跟部（图 2-62） （2）两手拇指撑开袜子，拉至脚背并调整好脚后跟部位（图 2-63） （3）把袜筒往上翻，拇指在内四指在外，逐步向上以 Z 字形上提，穿着完毕（图 2-64） （4）同样顺序穿对侧袜子	指导患者穿着弹力袜时一定要注意是否有左右之分 确保弹力袜的足跟和膝盖位置正确
7. 协助患者舒适体位，告知注意事项	指导患者定时查看袜子是否有卷边或皱褶，预防压力伤
8. 消毒双手，记录签字	
9. 整理用物后再次洗手，做记录	

【健康教育】

1. 指导患者弹力袜每天穿着时间应大于 18 小时。

2. 勤剪手指甲及脚趾甲并磨平，防止勾坏弹力袜。

3. 穿着弹力袜时尽量避免袜子碰撞尖锐物品。

4．弹力袜不能暴晒，需阴凉处风干。

5．使用40℃温水进行清洗，使用中性洗涤剂，勿用力扭搓。

6．弹力袜弹力破坏后请进行更换。

7．穿着治疗型弹力袜必须医院就诊根据医嘱及腿围进行选择。

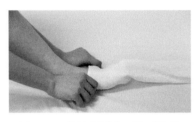 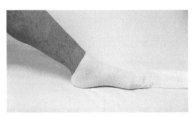

图 2-62　将袜子外翻至脚后跟部　　图 2-63　两手拇指撑开袜子，拉至
　　　　　　　　　　　　　　　　　脚背并调整好脚后跟部位

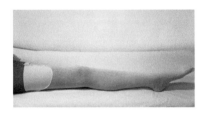

图 2-64　穿着完毕

十一、足底静脉泵的使用

【目的】

①预防深静脉血栓（DVT）及肺栓塞（PE）；②缓解静脉回流功能不足所致的慢性水肿；③减轻手术或者创伤所致的急性水肿；④减轻手术、创伤或者放疗所致的淋巴水肿；⑤缓解肿胀导致的张力性疼痛；⑥缓解动脉供血不足所导致的麻木、跛行、疼痛、溃疡等症状。

【用物准备】

插线板、足底静脉泵主机、足套及连接管（专人专用，一人一副）、卷尺、免洗手消毒液。

【评估】

①患者病情、年龄、意识状态、心理状态、自理程度及合作程度；②评估患者全身情况；③评估患者患肢局部皮肤情况、患肢感觉、运动、皮温、血运、伤口敷料是否有渗血及患肢肿胀情况。

【禁忌证】

①严重心力衰竭；②四肢严重感染；③临床证据已经证实深静脉血栓（DVT）及肺栓塞（PE）形成的患者；④有深静脉血栓（DVT）或血栓性静脉炎病史的患者。

【操作步骤及要点】

操作步骤	要　点
1. 按规定着装，洗手，戴口罩	仪表端庄、服装整洁，六步洗手法洗手
2. 双人核对医嘱，明确目的	
3. 核对患者、评估患者	核对腕带上患者的床号、姓名，正确无误，评估患者正确
4. 向患者解释操作及配合指导，取舒适体位	环境清洁，整齐，请家属及探视者回避；与患者交流语言恰当
5. 用物准备齐全，足套大小合适，检查设备完好（图 2-65）	用物准备齐全，设备完好，放置合理
6. 携物至床旁，核对并解释	主机位置放置合理，电源连接正确

续表

操作步骤	要 点
7. 检查下肢静脉泵的性能，将其悬挂于床尾或置于床边，连接电源	卧位正确，脚套松紧适宜
8. 协助患者平卧位，测量患者足底至足尖的长度（图 2-66），将足底静脉泵的脚套包裹于患肢脚上，松紧以放入 1 指为宜（图 2-67）	开机方法正确，一般每日 2 次，每次 30 分钟
9. 将连接管插入主机，打开开关	
10. 按医嘱频率及时间完成每次操作	操作过程中观察患者反应、皮肤及患肢情况，倾听患者主诉
11. 操作过程中，避免通气连接管脱落、打折。观察患者的反应及患肢感觉、活动、皮温、血运情况	
12. 再次核对患者信息	
13. 将呼叫器放置患者伸手可及处，告知患者注意事项	关机方法正确，脚套脱下方法正确
14. 使用完毕关闭电源，协助患者脱下脚套及连接管，协助患者舒适体位	
15. 整理用物　下肢静脉泵擦拭保持完好备用状态，放回原处；脚套及连接管妥善放于患者处，以备下次使用	
16. 洗手，记录、签字	

【健康教育】

1. 尽量配合医务人员完成每天的足底静脉泵锻炼。

2. 足底静脉泵操作期间如遇伤口敷料有渗血或者有其他不

适，应暂停并及时通知医生给予处理。

3．下肢静脉血栓的日常预防

（1）戒烟戒酒，控制血糖、血脂。

（2）每日多饮水，尽量在 2000ml 以上。

（3）股四头肌功能锻炼：坐位或卧位伸直膝关节，绷紧股部肌肉 5 秒放松 2 秒为 1 次，每天 200 次左右。

（4）足泵运动：仰卧位，腿平放于床面上，脚尖做勾脚动作绷紧小腿肌肉，维持 10 秒钟，再尽量往下压脚维持 10 秒钟，重复 20 次，每天 100～200 次。

4．预防便秘　每日饮食必须包括相当于八杯流质的新鲜水果和蔬菜。

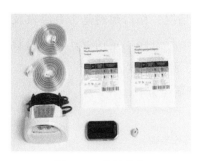

图 2-65　物品准备

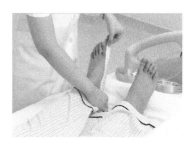

图 2-66　测量足长

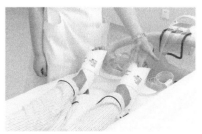

图 2-67　松紧度测试

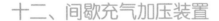

十二、间歇充气加压装置

【目的】

用于预防下肢深静脉血栓。

【用物准备】

插线板、间歇充气加压泵主机、压迫带及连接管、速干手消毒液。

【评估】

①病情、年龄、意识状态、自理能力、心理反应及合作程度；②患肢全身情况：疑有发生下肢深静脉血栓的患者禁用；③患者患肢局部情况：伤口敷料是否有渗血及患肢肿胀情况患者生命体征；④治疗管路固定情况；⑤伤口敷料包扎情况；⑥患肢感觉、运动、肿胀程度。

【操作步骤及要点】

操作步骤	要　点
1. 护士六步洗手法洗手，戴口罩	
2. 根据操作目的准备环境及用物（图2-68）	准备用物准确
3. 双人核对医嘱，明确目的	
4. 评估患者	准确评估患者，若已患VTE禁止使用间歇充气加压装置
5. 向患者解释操作方法及配合指导	

操作步骤	要 点
6. 洗手，检查用物及间歇充气加压泵性能	
7. 携物至床旁，核对	
8. 间歇充气加压泵放置合理，电源连接正确	准确连接设备
9. 协助患者平卧位，腿部压迫带松紧适宜（图 2-69）	
10. 操作过程中观察患者反应及患肢肿胀情况，倾听患者主诉	正确指导患者使用方法
11. 正确关闭电源，正确脱下腿部压迫带	
12. 协助患者取舒适体位，将呼叫器放置患者伸手可及之处，并告知注意事项	
13. 核对患者信息	
14. 整理用物，间歇充气加压泵放回原处，擦拭并保持备用	
15. 洗手，记录、签字	

【健康教育】

1. 指导患者间歇充气加压装置每天应持续使用。

2. 在使用过程中，若出现不适，应立即通知医护人员。

3. 在使用过程中，压迫带若出现潮湿、破损等问题应及时更换。

4. 间歇充气加压装置若出现报警等问题，应及时告知医护人员进行处理。

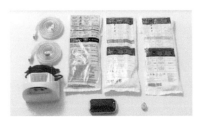

图 2-68　用物准备

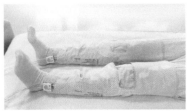

图 2-69　准确穿着压迫带

十三、肌力评估

【目的】

①判断肌力有无下降以及肌力下降的程度；②及时发现导致肌力低下的原因；③为制定治疗、训练计划提供依据；④评估检验治疗、训练的效果。

【用物准备】

无。

【评估】

①患者意识、生命体征及合作程度；②观察患者四肢有无伤口，有无骨折；③评估病室的温度，保持室温温暖；④向患者解释操作的目的及意义；⑤病室、治疗室环境。

【操作步骤及要点】

操作步骤	要　点
1. 护士六步洗手法洗手、戴口罩	
2. 核对患者信息	至少用两种方式核对患者信息
3. 拉隔帘，保护患者隐私	

续表

操作步骤	要　点
4．保持患者仰卧位，掀开被子	如患者有影响肌力评估的衣物，应予以去除
5．嘱患者将一侧下肢垂直向上抬离床面（图 2-70）	保持下肢伸直，膝关节不要弯曲应该先检查健侧再检查患侧
6．如患者顺利将下肢抬离床面，则用手按压小腿，嘱患者再次抬高下肢，感觉对抗阻力的程度（图 2-71）	如果下肢能够抵抗阻力做运动，则为肌力为 5 级；如果能够抵抗阻力，但是力量较弱，则为 4 级；如果不可抵抗阻力，则为 3 级；如果肢体能够床上平移，则为 2 级
7．如果患者下肢不能抬离床面，则嘱患者在床上平移	
8．如果患者下肢不能在床上平移，则给予疼痛刺激，观察肢体是否有肌肉收缩	如果肢体可见肌肉收缩,则为1级;如果没有肌肉收缩,则为 0 级
9．同样的方法评估另一侧下肢以及双上肢（图 2-72、图 2-73）	
10．协助患者舒适卧位，帮助患者	
11．整理衣物	
12．再次核对患者，进行健康宣教	
13．打开隔帘	
14．洗手，记录、告知医生	

【健康教育】

1．指导患者卧床期间遵医嘱主动活动肢体。

2．指导患者如果突然出现肌力障碍，应立刻通知。

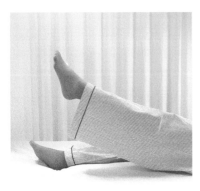

图 2-70　抬高下肢

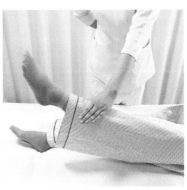

图 2-71　下肢抵抗阻力

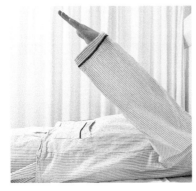

图 2-72　抬高上肢

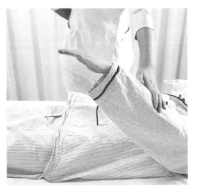

图 2-73　上肢抵抗阻力

十四、乳腺癌术后患肢功能锻炼

【目的】

①降低患肢水肿发生率；②减轻水肿程度；③避免瘢痕挛缩所致肩关节活动范围受限。

【评估】

①患者意识状态及合作程度；②病室环境；③患者术后患肢水肿程度；④评估患者对健康指导知识接受能力。

【操作步骤及要点】

操作步骤	要　点
1. 着装整洁	
2. 关闭门窗，请其他人员回避	
3. 核对患者	床旁查对腕带或床头卡上的床号、姓名、住院号是否正确
4. 向患者解释功能锻炼的操作目的及过程，取得患者同意	
5. 协助患者取卧位或半坐卧位，向患者演示具体锻炼过程	
6. 术后 24 小时内，做伸指、握拳、屈腕动作（图 2-74）	保护肩关节，避免患肢用力及肩关节外展等活动
7. 术后 2～3 天，坐位，练习屈腕、屈肘、前臂伸屈运动（图 2-75）	保护肩关节，避免患肢用力及肩关节外展等活动
8. 肩关节活动 （1）术后 4～7 天，逐步抬高肩关节，可触摸至对侧肩水平（图 2-76） （2）术后 8～10 天，逐步抬高患侧上肢至平肩水平，可逐步触摸同侧耳朵、颈部（图 2-77） （3）术后 11～14 天，患侧肢体逐步触摸头顶、对侧耳朵（图 2-78）	肩关节活动期，应遵循逐步抬高、循序渐进原则，如患肢出现疼痛、腋下伤口愈合不良等情况，应适当延长肩关节活动时间
9. 评价患者掌握程度	患者可用健侧手臂完成全部动作

【健康教育】

1. 告知患者术后坚持早期功能锻炼的重要性。

2. 告知患者避免过度疲劳，功能锻炼应循序渐进，适可而止。

3. 如出现皮下积液、皮瓣坏死等，应延迟肩关节活动。

4. 告知患者患肢功能锻炼应坚持至术后3~6个月。在此期间，应避免肩关节负重或进行重家务劳动，如洗衣服、擦地等；同时，避免在患侧肢体进行血压测量、静脉抽血、输液等操作。

5. 患肢出现水肿，应及时到门诊就诊。

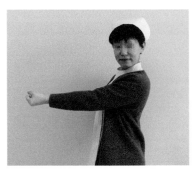

图 2-74　握拳

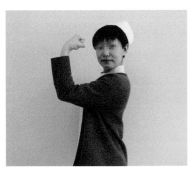

图 2-75　屈肘

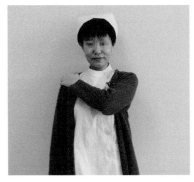

图 2-76　抬高至肩水平

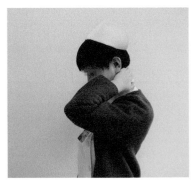

图 2-77　触摸颈部

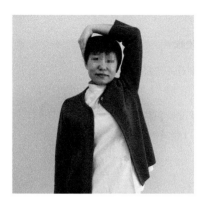

图 2-78　触摸对侧耳朵

十五、助行器的使用

【目的】

①协助患肢不负重或部分负重患者行走；②保证患者安全，无跌倒。

【用物准备】

助行器。

【评估】

①患者生命体征；②治疗管路固定情况；③伤口敷料包扎情况；④患肢感觉、运动、肿胀程度。

【操作步骤及要点】

操作步骤	要　点
1. 双人核对医嘱，明确目的	
2. 护士六步洗手法洗手，戴口罩，检查用物	检查助行器的使用状态，有无坏损，螺丝有无松动，胶垫有无破损脱落

操作步骤	要　点
3. 携物至床旁，核对并解释操作目的及配合方法	
4. 评估患者一般状况，包括生命体征、治疗管路、伤口敷料松紧度等	
5. 停止静脉输液，给予拔针或留置针封管	
6. 倾倒引流液，夹闭尿管、伤口引流管等治疗管路，妥善固定	引流管处于夹闭状态，固定牢靠
7. 协助患者坐于床边，将已夹闭的引流袋固定于病号服上，高度低于引流部位	引流管处于夹闭状态，固定牢靠，避免反流
8. 观察患者状态，确认无头晕、恶心等不适	降低患者下地活动时跌倒风险
9. 协助患者站起　确定椅子或床稳定牢固，将患者健肢支撑在地面上，身体向前移动到椅子或床的边缘，嘱患者用患腿侧的手握住助行器手柄，健侧的手扶住椅子扶手或床缘，两手一起支撑用力，同时健肢发力站起，保持站稳	患者站立，肩与手臂自然放松，体重均匀分布于双足
10. 行走　助行器置于患者面前，站立框中，左右两边包围（图2-79）（1）双手持扶手向前移动助行器约一步距离，将助行器四个脚放置地上摆稳（图2-80）	护士将助行器放置患者正前方，保持重心平稳起步时足尖抬高，着地时先足跟再足尖移动：助行器→患腿→正常腿

操作步骤	要　点
（2）双手支撑握住扶手，患肢向前摆动，重心前移至上臂和患腿（图 2-81） （3）稳定后移动健肢向前一步，可适当落在患肢前方（图 2-82）	
11. 坐下　移步到待坐椅子或床前，扶住助行器，背对椅子或床，保持体重在健肢上，后移健肢，使腿后方碰到椅子或床边；患肢略滑向前伸。双手向后扶住床面，护士站于患侧搂住腰部扶住患者慢慢弯曲健侧膝盖，身体坐到椅子或床上，将重心后移，双手撑住床，健肢转至床面，同时护士一手扶腰，一手协助抬起患肢至床面	操作过程中观察患者反应，倾听患者主诉
12. 再次评估患者生命体征，检查患肢情况	
13. 告知注意事项	
14. 整理用物	
15. 洗手，记录、签字	

【健康教育】

1. 指导患者使用助行器前，确定助行器有橡皮脚垫，保证零件牢固，无松动。

2. 指导患者在使用助行器时，保证重心平衡避免造成跌倒。

3. 指导患者避免在湿滑的地面行走，如地面湿滑绕行。

4. 指导患者没有医嘱的情况下，不要用患肢负重行走。

5. 指导患者选择长度适宜的裤子及跟脚、防滑拖鞋。

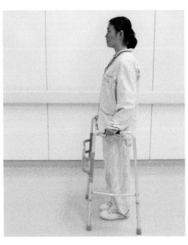

图 2-79　助行器置于患者面前

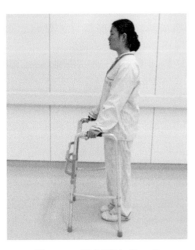

图 2-80　助行器向前一步

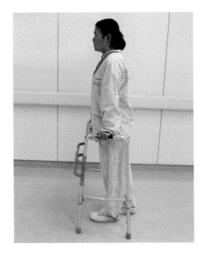

图 2-81　患肢向前一步

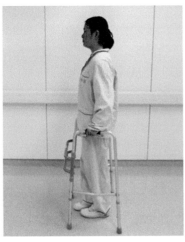

图 2-82　健肢向前一步

第三节　妇科技术操作

一、妇科备皮

【目的】

①去除手术区毛发和污垢，为手术时皮肤消毒做好准备；②预防切口感染。

【用物准备】

治疗车、一次性尿垫、一次性备皮包（备皮刀、皂液、一次性手套、海绵刷纱布1块）、治疗盘、棉签。

【评估】

①患者：病情、意识、合作程度、自理能力、手术方式、备皮的范围，备皮范围内的皮肤完整情况；②病室环境：安静、整洁、冷暖适宜、遮挡患者。

【操作步骤及要点】

操作步骤	要　点
1. 护士六步洗手法洗手，戴口罩	
2. 核对患者，向患者解释，取得合作	
3. 将一次性尿垫垫于患者臀下，协助患者取膀胱截石位，充分暴露备皮区域	

续表

操作步骤	要　点
4. 用冲洗钳夹取海绵块，蘸取碘伏溶液涂擦备皮区域	
5. 一手绷紧皮肤，一手持备皮刀，分区剃净毛发，先腹部后会阴部(图2-83)	使用备皮刀备皮时，备皮刀与皮肤保持45°，与毛发生长方向顺行，不可逆行剃除，以免损伤毛囊
6. 用棉签蘸碘伏溶液清除脐部污垢	
7. 备皮后清洁局部毛发，擦净皮肤，检查是否剃净，有无皮肤损伤	
8. 协助患者穿好衣裤，取舒适卧位	
9. 按医疗垃圾分类处理用物	
10. 六步洗手法洗手、签字、记录	

【健康教育】

告知患者备皮的目的及方法。

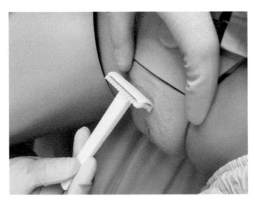

图 2-83　妇科备皮

二、会阴冲洗

【目的】

①清洁患者外阴部，预防泌尿系感染；②清除分泌物，去除异味，增进舒适感；③观察患者会阴部皮肤、黏膜情况；④促进手术后及产后伤口的愈合。

【用物准备】

治疗车、便盆、一次性尿垫、一次性手套、冲洗壶、1∶40碘伏溶液、无菌冲洗钳1把、消毒海绵1块、无菌纱布1块、量杯、水温计。

【评估】

①患者：病情、意识、合作程度、自理能力、会阴部及会阴伤口情况；②病室环境：安静、整洁、冷暖适宜、遮挡患者。

【操作步骤及要点】

操作步骤	要　点
1. 护士六步洗手法洗手，戴口罩	
2. 携用物至患者床旁，核对，向患者解释，取得合作	
3. 协助患者取仰卧位，双腿屈曲分开，脱下裤子至膝部下，臀下垫一次性尿垫，垫上放好便盆	
4. 一手持装有1∶40碘伏溶液（水温41～43℃）的冲洗壶，一手持冲洗钳夹取海绵块，边冲洗边用海绵擦洗（图2-84）	冲洗顺序：由上至下，由外至内
5. 会阴有伤口者先冲洗伤口处，再从阴阜至会阴联合体，包括股内上1/3，最后冲洗肛门	

操作步骤	要　点
6. 用纱布擦干会阴，撤出便盆	擦干顺序：由上至下，由里至外
7. 协助患者穿好衣裤，取舒适卧位，收拾用物	
8. 六步洗手法洗手，签字、记录	

【健康教育】

告知患者会阴冲洗的目的及方法。

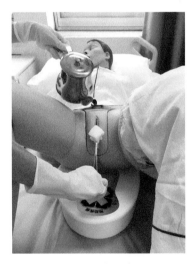

图 2-84　会阴冲洗

三、会阴湿热敷

【目的】

①促进局部血液循环，改善组织营养，增强局部白细胞的

吞噬作用；②加强组织再生和消炎、镇痛。

【用物准备】

治疗车、一次性尿垫、无菌弯盘1个、无菌止血钳2个、温热的25%～50%硫酸镁溶液、治疗巾、无菌纱布、装有水温41～48℃的热水袋、凡士林、水温计。

【评估】

①患者：病情、意识、合作程度、自理能力、会阴部局部皮肤情况、有无破损、肿胀程度、会阴部的感知觉；②病室环境：安静、整洁、冷暖适宜、遮挡患者。

【操作步骤及要点】

操作步骤	要　点
1. 护士六步洗手法洗手，戴口罩	
2. 携用物至患者床旁，核对，向患者解释，取得合作	
3. 协助患者取仰卧位，双腿屈曲分开，脱下一侧裤腿，充分暴露会阴部，臀下垫一次性尿垫	
4. 先进行会阴冲洗（方法同会阴冲洗技术）	
5. 将纱布浸于温热的25%～50%硫酸镁溶液中	
6. 外阴涂抹凡士林，薄厚适宜	
7. 双手各持一把止血钳，将纱布拧至不滴水	

续表

操作步骤	要　点
8. 将纱布在患者股内侧测试温度，以免烫伤	
9. 张开纱布，平敷于会阴部（图2-85）	湿热敷面积应是病损范围的2倍。如会阴有切口，操作应按无菌技术原则进行
10. 检查热水袋有无漏水现象	
11. 用治疗巾将热水袋包裹放置于会阴部，注意遮挡（图2-86）	定期检查热水袋的完好性，避免烫伤，特别是休克、昏迷、感觉不灵敏的患者
12. 热敷20~30分钟后，撤去垫巾，协助患者穿好裤子，取舒适卧位	热敷过程中，加强巡视，评价热敷效果
13. 六步洗手法洗手，签字、记录	

【健康教育】

告知患者会阴湿热敷目的及方法。

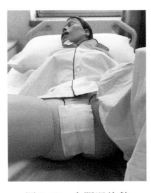 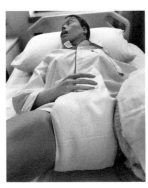

图 2-85　会阴湿热敷　　图 2-86　会阴湿热敷

四、窥阴器的使用

【目的】

①暴露子宫颈内口及其周围的阴道穹隆，阴道窥阴检查；②妇科术前准备。

【用物准备】

无菌窥阴器、无菌纱布、一次性尿垫、碘伏、手套。

【评估】

①患者：病情、意识、合作程度、自理能力、有无性生活史；②病室环境，安静、整洁、冷暖适宜、遮挡患者。

【操作步骤及要点】

操作步骤	要　点
1. 护士六步洗手法洗手，戴口罩	
2. 核对患者，询问患者有无性生活史，向患者解释，取得合作	无性生活史的患者禁止使用窥阴器；阴道有炎症或损失时，严禁使用窥阴器
3. 将一次性尿垫垫于患者臀下，协助患者取膀胱截石位，充分暴露外阴	
4. 用无菌纱布垫于大阴唇，充分分开大小阴唇	
5. 将窥阴器两叶并拢蘸少许碘伏，侧向沿阴道后侧壁缓慢放入阴道内，向上向后推进，同时将窥阴器转平并张开两叶，暴露宫颈与阴道壁(图2-87)	操作过程中动作轻柔，认真听取患者主诉，避免强行进入
6. 操作结束后，将窥阴器向下向外退出，同时将窥阴器转竖并合拢两叶，缓慢退出	

续表

操作步骤	要 点
7. 协助患者穿好衣裤，取舒适卧位、收拾用物	
8. 六步洗手法洗手，签字、记录	

【健康教育】

告知患者使用窥阴器的目的及方法。

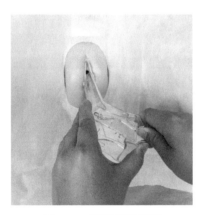

图 2-87　窥阴器的使用

五、阴道灌洗

【目的】

①及时清除阴道内肿瘤坏死组织和分泌物，预防阴道粘连，减轻局部炎症反应；②妇科肿瘤手术前清洁阴道，预防术中及术后感染；③冲洗后阴道给药，可治疗阴道和宫颈炎症。

【用物准备】

检查床、冲洗筒、橡皮管、冲洗头、输液架、垫巾、一次性窥具、止血钳 2 把、消毒棉块 2 块、冲洗液（常用 1∶40 络合碘溶液，调至水温 41~43℃）。

【评估】

①患者：意识状态及合作能力，有无妊娠、经期及阴道出血性疾病；②病室环境：安静、整洁、冷暖适宜、遮挡患者。

【操作步骤及要点】

操作步骤	要　点
1. 护士六步洗手法洗手，戴口罩	
2. 协助患者躺于检查床，膀胱截石位，脱下一侧裤腿，臀部垫垫巾	向患者说明阴道灌洗的目的、方法
3. 将装有冲洗液的冲洗筒挂于输液架上，液面高度距床高 60~70cm	
4. 排去管内空气，在患者股内侧试试水温适宜后备用	水温 41~43℃
5. 消毒　用止血钳夹一块蘸有络合碘溶液的海绵块擦拭外阴，由上至下，由外向内，再用另一止血钳夹海绵块蘸络合碘溶液消毒阴道各壁（图 2-88）	
6. 冲洗　用窥具打开阴道，先冲洗外阴部，再将冲洗头送进阴道深部，由内向外冲洗，并缓慢转动窥具，以保证能够充分冲洗到阴道穹隆及阴道侧壁（图 2-89、图 2-90）	将窥具两叶合拢，用络合碘涂擦两叶前端，以减轻插入时的不适感，放窥具时左手示指和大拇指分开两侧小阴唇，暴露阴道口，右手斜持预先备好的阴道窥具，沿阴道侧后壁缓慢插入阴道然后沿阴道后壁推进，边推进边将窥具两叶转平，并张开两叶，直至完全暴露宫颈为止

操作步骤	要　点
7. 待冲洗液剩 100ml 左右时，夹闭橡皮管，冲洗后将窥具轻轻下压，使阴道内残留液体流出	
8. 取下窥具及冲洗头，协助患者坐起，待阴道内残存的液体流尽后，用干净的卫生纸擦干外阴，协助患者穿裤子，回床单位，协助取舒适卧位	（1）月经期妇女、阴道流血者、孕妇及产后 7 天内的产妇禁止阴道冲洗 （2）冲洗溶液严格按比例配置，避免浓度过高或浓度低影响治疗效果 （3）水温适中，不能过高，避免烫伤皮肤 （4）注意保暖，以防受凉
9. 收拾用物	
10. 六步洗手法洗手，签字、记录	

【健康教育】

告知患者阴道灌洗的目的、方法及注意事项。

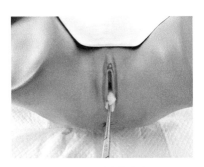

图 2-88　阴道消毒

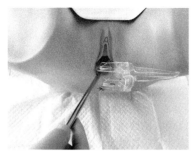
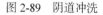

图 2-89　阴道冲洗

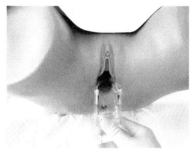

图 2-90　阴道灌洗

六、阴道或宫颈上药

【目的】

①治疗各种阴道和宫颈的炎症；②宫腔镜术前给药软化宫颈；③开腹全子宫切除术前标记宫颈。

【用物准备】

治疗车、阴道冲洗用物 1 套、一次性中单 1 块；一次性尿垫 1 块、一次性手套 1 副、无菌长棉棒、药品。

【评估】

①患者：病情、意识、合作程度、自理能力、有无性生活史；②检查室环境：安静、整洁、冷暖适宜、遮挡患者。

【操作步骤及要点】

操作步骤	要　点
1. 护士六步洗手法洗手，戴口罩	
2. 核对，向患者解释，取得合作，嘱患者排空膀胱，检查床铺一次性中单后协助患者上妇科检查床，患者臀部垫一次性尿垫	经期及子宫出血者不宜阴道上药

续表

操作步骤	要　点
3．询问患者性生活史，协助患者取膀胱截石位，双腿屈曲分开	无性生活史的患者不予进行阴道上药操作
4．先予患者行阴道冲洗后，将窥阴器暴露阴道、宫颈后，用无菌海绵块擦拭患者宫颈、后穹隆及阴道	无菌海绵块吸收掉阴道冲洗的溶液，以使药物直接接触炎性组织提高疗效
5．阴道后穹隆塞药　常用于阴道、宫颈炎症的治疗。用一手示指将药片或栓剂向阴道后壁推进至示指完全伸入为止	塞药后最好嘱患者平卧半小时，以避免起床后脱出，影响药物效果
6．宫颈上药　用窥阴器充分暴露宫颈，用无菌长棉签蘸取药液涂擦宫颈（图2-91）	宫颈上药时，注意涂抹整个宫颈
7．协助患者穿好衣裤，取舒适卧位	
8．按医疗垃圾分类处理用物	
9．六步洗手法洗手、签字、记录	

【健康教育】

告知患者阴道或宫颈上药的目的、方法及注意事项。

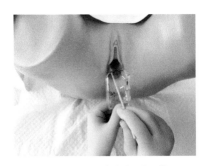

图 2-91　阴道或宫颈上药

七、坐浴

【目的】

清洁外阴，改善局部血液循环，消除炎症，有利于组织修复。

【用物准备】

坐浴盆、坐浴溶液（常用 1∶5000 高锰酸钾溶液）2000ml、无菌纱布 1 块。

【评估】

①患者：意识状态及合作能力，有无妊娠、经期及阴道出血性疾病；②病室环境：安静、整洁、冷暖适宜、遮挡患者。

【操作步骤及要点】

操作步骤	要　点
1. 护士六步洗手法洗手，戴口罩	
2. 携用物至患者床旁，核对，向患者解释，取得合作	向患者说明坐浴的目的、方法、效果及预后
3. 将配置好的坐浴溶液倒入坐浴盆内	
4. 协助患者排空膀胱，擦洗干净外阴及肛门周围皮肤后，将臀部和外阴全部部浸泡于溶液中	根据水温不同，坐浴分为三种： （1）热浴：水温 41～43℃，适用于渗出性病变及急性炎性浸润，持续 20 分钟左右 （2）温浴：水温 35～37℃，适用于慢性盆腔炎、手术前准备 （3）冷浴：水温 14～15℃，适用于膀胱阴道松弛、性无能及功能性无月经等，持续 2～5 分钟即可

续表

操作步骤	要　点
5. 用无菌纱布蘸干外阴部	注意事项： （1）月经期妇女、阴道流血者、孕妇及产后 7 天内的产妇禁止坐浴 （2）严格按比例配置坐浴溶液，避免浓度过高造成黏膜烧伤，浓度太低影响治疗效果 （3）水温适中，不能过高，避免烫伤皮肤 （4）坐浴前应先将外阴及肛门周围擦洗干净 （5）坐浴时将臀部及全部外阴浸入药液中 （6）注意保暖，以防受凉

【健康教育】

告知患者坐浴的目的、方法及注意事项。

第四节　产科技术操作

一、四步触诊

【目的】

①判断孕周、判断胎方位；②估计胎儿大小和羊水量；③判断胎先露，有无入盆。

【用物准备】

产科检查床、治疗车、一次性看护垫、屏风、手消毒液。

【评估】

①患者：孕产史、末次月经、病情、意识、合作程度、自理能力、腹部外形大小、有无妊娠纹、手术瘢痕及水肿，同时嘱患者排空膀胱；了解胎儿胎动情况；②病室环境：安静、整洁、冷暖适宜，遮挡患者。

【操作步骤及要点】

操作步骤	要　点
1. 护士六步洗手法洗手，戴口罩	
2. 备齐物品，携至患者床旁，屏风遮挡，注意保暖，核对患者，向患者解释，取得合作	检查前患者应排空膀胱
3. 将一次性看护垫垫于患者臀下，协助患者取仰卧位，放松腹肌，充分暴露腹部	
4. 检查者站立于患者右侧，面向患者头侧，双手触摸宫底高度（图2-92），双手指腹相对轻推，分辨宫底是胎儿何部位	宫底处若为头部，触之硬而圆，且有浮球感；若为胎臀，软而宽，形状略不规则
5. 检查者双手分别置于孕妇腹部两侧，一手固定，另一手轻轻深按检查（图2-93），两手交替，仔细分辨胎背或胎肢	平坦饱满者为胎背，可变形的高低不平部分为胎儿四肢，有时可感到胎儿肢体活动
6. 检查者右手拇指与其余四指分开，置于耻骨联合上方握住胎儿先露部分（图2-94），根据先前判断的特点，了解先露部分是胎头还是胎臀，并行左右推动先露以确定是否已经衔接	若先露部分活动好，表示尚未入盆；若先露不能被推动，表示已衔接

续表

操作步骤	要　点
7. 检查者面向患者足侧，双手分别置于胎先露部的两侧，向骨盆入口方向向下轻轻深按（图 2-95），再次核对胎先露部的判断是否正确，并确定先露部分的入盆程度	
8. 协助患者穿好衣裤，取舒适卧位	
9. 向患者说明检查情况，交代有关注意事项	
10. 按医疗垃圾分类处理用物	
11. 六步洗手法洗手、签字、记录	

【健康教育】

告知患者腹部四步触诊的目的及方法。

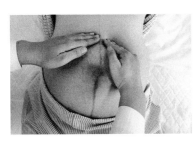

图 2-92　第一步

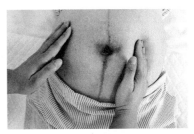

图 2-93　第二步

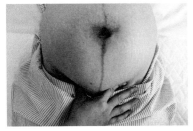

图 2-94　第三步

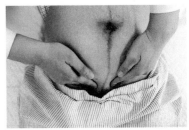

图 2-95　第四步

二、胎心听诊技术

【目的】

①了解胎心音是否正常；②了解胎儿在子宫内的情况。

【用物准备】

多普勒胎心仪、医用耦合剂、纸巾。

【评估】

①孕妇：孕周大小、胎方位、宫底高度、腹部局部皮肤情况；②环境：安静、光线充足、温度适宜，有遮挡；③仪器：多普勒胎心仪处于完好备用状态。

【操作步骤及要点】

操作步骤	要点
1. 六步洗手法洗手，戴口罩	
2. 携用物至孕妇床旁，核对孕妇	
3. 协助孕妇排空膀胱，取舒适卧位，暴露孕妇腹部	听诊前排空膀胱，注意遮挡，保护隐私
4. 用四步触诊法了解胎方位，判断胎背位置	四步触诊方法正确
5. 将多普勒胎心仪探头涂适量耦合剂，并打开电源，将探头放置在胎背处，听到胎心音后计数1分钟（图2-96）	听诊时，注意胎心的频率、节律、强弱听诊胎心音时应与腹主动脉音、子宫杂音、脐带杂音相鉴别
6. 取纸巾擦净孕妇腹壁和多普勒胎心仪探头的耦合剂，协助孕妇整理好衣裤、整理用物	
7. 六步洗手法洗手、签字、记录	

【健康教育】

1. 指导孕妇自我监测胎动的重要性及方法。
2. 指导孕妇自我监测胎心的重要性及方法。

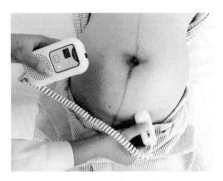

图 2-96　胎心听诊

三、胎心监测技术

【目的】

通过胎心基线率水平、胎心基线变异、周期性胎心改变来综合判断胎儿储备能力，评估胎儿宫内安危情况。

【用物准备】

胎心监护仪、胎心监护绑带、多普勒、耦合剂、胎心监护打印纸、卫生纸、纸、笔，必要时吸氧装置。

【评估】

①孕妇：孕周大小、胎方位、宫底高度、腹部局部皮肤情况；②环境：安静、光线充足、温度适宜、有遮挡；③仪器：监护仪处于完好备用状态，打印正常。

【操作步骤及要点】

操作步骤	要　点
1. 六步洗手法洗手，戴口罩	
2. 携用物至孕妇床旁，核对孕妇	
3. 协助孕妇排空膀胱，取舒适卧位，胎心监护绑带放置孕妇身下	孕妇尽量避免仰卧位，不宜空腹
4. 暴露孕妇腹部	注意遮挡，保护隐私
5. 用四步触诊法了解胎方位，判断胎背位置	
6. 用多普勒在胎背上方听诊，确定胎心听诊最清楚部位	
7. 将胎心监护探头涂适量耦合剂放置孕妇腹壁胎心听诊最明显处，并用胎心监护绑带固定	
8. 放置宫缩感应探头于宫底下 3 横指处，并用绑带固定（图 2-97）	绑带松紧度适宜
9. 打开胎心监护仪开关，观察显示情况，打开走纸开关	
10. 胎心监护20分钟后，关闭胎心监护仪开关，松开绑带，取下探头	
11. 取卫生纸擦净孕妇腹壁和胎心监护探头的耦合剂，协助孕妇整理好衣裤、整理用物	注意孕妇有无不适主诉
12. 医生对胎心监护结果做出报告后，将胎心监护签字记录纸黏贴于病历上	
13. 六步洗手法洗手、签字、记录	胎心监护签字记录纸应签字记录孕妇姓名、病案号

【健康教育】

1. 指导孕妇自我监测胎动的重要性及方法。

2．避免空腹做胎心监护，以免饥饿引起胎心加快，导致假阳性率高。

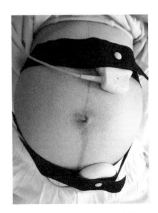

图 2-97　胎心检测技术

四、胎动计数

【目的】

自我监测胎儿在宫内的安危。

【评估】

①孕妇妊娠周数；②孕妇腹壁皮肤薄厚、松弛。

【操作步骤及要点】

操作步骤	要　点
1．病室安静、整洁	
2．孕妇左侧卧位，集中注意力仔细计数胎动。每日3次，早、中、晚各1次，每次1小时	妊娠 18～20 周开始自觉有胎动；妊娠周数越多，胎动越活跃，但妊娠末期胎动逐渐减少

续表

操作步骤	要　点
	从孕 28 周开始一直至临产，均应每日进行胎动计数
3. 将 3 次胎动数相加乘以 4，即 12 小时胎动数	1 小时胎动数正常为 3 ~ 5 次，12 小时胎动正常数为 30 次以上，少于 10 次不正常
4. 签字记录胎动数	胎动次数减少或在短时间内突然频繁，或逐日下降超过 50% 不能恢复者，提示胎儿缺氧可能，应及时到医院就诊

【健康教育】

1. 告知患者胎动计数的意义。

2. 指导患者正确胎动计数的方法。

五、产科阴道检查

【目的】

①评估孕妇的宫颈情况；②初步判断产妇是否可以进行阴道试产。

【用物准备】

治疗车、络合碘、阴道检查包（无菌方纱、弯盘、洞巾）、无菌手套、一次性垫巾、快速手消毒液。

【评估】

①孕妇的孕产史，本次妊娠的情况，包括孕周、妊娠合并症和并发症、相关检查结果（B 超等）、腹痛和阴道流血情况；②孕妇对阴道检查的认知程度和心理反应；③环境安静整洁；

④孕妇排空膀胱。

【操作步骤及要点】

操作步骤	要　点
1. 护士六步洗手法，戴口罩	
2. 携用物置患者床旁，核对患者姓名、病案号，关闭门窗，围帘遮挡	保护患者隐私
3. 掀开被子，铺一次性垫巾，协助患者取膀胱截石位，暴露会阴	注意患者排空膀胱
4. 按照会阴消毒顺序消毒会阴	由内至外，由上至下
5. 打开阴道检查包，往弯盘内倒入适量络合碘，戴无菌手套	
6. 铺无菌洞巾，暴露外阴	检查过程中，指导患者放松，同时动作轻柔
7. 用无菌方纱蘸取络合碘再次消毒外阴，右手示指和中指深入阴道，检查坐骨棘、宫颈、胎先露和羊膜囊等情况	注意垃圾分类
8. 检查完毕，为患者擦净外阴，撤去用物，脱手套，快速手消毒液消手	
9. 患者穿上裤子，取舒适卧位，整理床单位	
10. 整理用物	
11. 六步洗手法洗手，签字、记录	

【健康教育】

1. 告知患者及时排空膀胱的意义。

2. 告知患者阴道检查的意义。

六、产程观察

【目的】

严密观察产程，确保产程进展顺利。

【用物准备】

胎心监护仪、消毒液、无菌手套、必要时（灌肠剂、导尿包）。

【评估】

①待产环境；②产妇精神状态。

【操作步骤及要点】

操作步骤	要　点
第一产程：必须观察项目	
1. 子宫收缩　掌握规律，指导产程进展 （1）助产人员将手掌放产妇腹壁上，宫缩时宫体部隆起变硬，间歇期松弛变软 （2）胎心监护仪描记宫缩曲线	必须连续定时观察并签字记录宫缩持续时间、间歇时间及强度
2. 胎心　重要观察指标。胎心监护仪描记曲线，观察胎心率变异及其与宫缩、胎动的关系	应每隔15分钟进行评估，宫缩频繁时每隔5分钟评估1次
3. 宫口扩张及胎头下降　产程图中重要的两项指标，表明产程进展，指导产程处理	

操作步骤	要　点
（1）宫口扩张：分潜伏期和活跃期 1）潜伏期：临产出现规律宫缩至宫口扩张 3cm。此期间速度较慢，平均 2~3 小时扩张 1cm，需 8 小时，最大时限 16 小时	
2）活跃期：宫口扩张 3~10cm。此期间扩张速度加快，需 4 小时，最大时限 8 小时	国际上将 4cm 作为活跃期起点，且不主张 6cm 前过多干预产程
（2）胎头下降曲线：胎头颅骨最低点与坐骨棘平面关系标明胎头下降程度	胎头颅骨最低点平坐骨棘时，以"0"表示，坐骨棘平面上 1cm，以"-1"表示；平面下 1cm，以"+1"表示
4. 胎膜破裂　多开宫口近开全时自然破裂	一旦破膜，应立即听胎心，观察羊水性状和量，有无宫缩，并签字记录破膜时间
5. 阴道检查　能直接触清宫口四周边缘，准确估计宫颈管消退、宫口扩张、胎膜破否、胎先露部及位置。若先露为头，还能了解胎方位	必须在严密消毒后进行
6. 护理 （1）安慰产妇，避免其精神紧张影响产程进展	
（2）鼓励产妇少量多次进食，注意摄入足够水分	进食高热量易消化食物
（3）宫缩不强且未破膜者，可下床活动，促进产程进展	

续表

操作步骤	要　点
（4）鼓励产妇 2~4 小时排尿 1 次，避免膀胱充盈影响产程进展	排尿困难者，必要时导尿
（5）排便：初产妇宫口扩张＜4cm，经产妇＜2cm，可灌肠促进排便，既可避免分娩时粪便污染，又可反射刺激宫缩加速产程进展	胎膜早破、阴道流血、胎头未衔接、胎位异常、有剖宫产史、宫缩强估计 1 小时内分娩及患有严重心脏病等情况时不宜灌肠

【健康教育】

1. 告知患者必须连续定时观察并签字记录宫缩与胎心。

2. 根据宫口扩张与胎头下降情况，正确指导产程处理。

3. 做好生活护理。

七、新生儿断脐带

【目的】

生产中母子分离。

【用物准备】

无菌钳 ×2、无菌手套、无菌剪刀、无菌丝线或（无菌气门芯、脐带夹）、无菌脐纱、无菌脐带卷、20% 高锰酸钾溶液、无菌棉签。

【评估】

①新生儿阿普加评分（Apgar score）；②新生儿脐带情况。

【操作步骤及要点】

操作步骤	要　点
1．操作者戴无菌手套，待新生儿娩出后，用两把无菌钳钳夹脐带，两钳相隔 2～3cm	
2．用无菌纱布擦净脐根周围皮肤	
3．在距脐根 0.5～1.0cm 处用气门芯或脐带夹结扎脐带；或用粗丝线分别在距脐根 0.5cm、1.0cm 处结扎两遍	注意用力适当，勿用力过猛造成脐带断裂，但必须扎紧，以防脐带出血
4．于线上 0.5cm 处剪断脐带，擦净断面上脐血	
5．用棉签蘸取 20% 高锰酸钾溶液，消毒脐带断面	注意高锰酸钾溶液不可触及新生儿皮肤，以免皮肤灼伤 全程遵照无菌原则
6．用脐纱包好脐带残端，并用脐带卷固定	

八、子宫按摩

【目的】

加强宫缩，迅速止血。

【用物准备】

无菌手套。

【评估】

①分娩方式；②子宫底的高度及硬度；③出血量。

【操作步骤及要点】

操作步骤	要　点
1. 护士六步洗手法洗手	
2. 核对患者、关闭门窗	保护患者隐私
3. 掀开被子，协助患者取膀胱截石位	
4. 操作者站在患者身体的一侧，进行子宫按摩	注意排空膀胱
5. 腹壁按摩宫底法 （1）单手按摩（图2-98） 1）术者一手置于产妇腹部，触摸子宫底部拇指在前、其余四指在后 2）在下腹部按摩并压迫宫底，挤出宫腔内积血 （2）双手按摩（图2-99） 1）一手在产妇耻骨联合上缘按压下腹中部，将子宫向上托起 2）另一手握住宫体，使其高出盆腔，在子宫底部进行有节律地按摩 （3）腹部－阴道双手压迫子宫法 1）一手戴无菌手套伸入阴道，握拳置于阴道前穹隆，顶住子宫前壁 2）另一手在腹部按压子宫后壁，使宫体前屈 3）两手相对紧压并均匀有节律地按摩子宫按压子宫后壁	按摩子宫应均匀而有节律 间断用力挤压子宫，使宫腔内积存的血块及时排除 按压时间以子宫恢复正常收缩并能保持收缩状态为止 按摩子宫一定要有效，评价有效标准是：子宫轮廓清楚、收缩有皱褶、阴道或子宫切口渗血减少
6. 准确评估子宫收缩效果及出血量	

续表

操作步骤	要　点
7. 擦净会阴处血迹，更换会阴垫	
8. 协助患者取舒适卧位	
9. 整理床单位、用物	更换下来的会阴垫，应丢弃在医疗垃圾桶内
10. 六步洗手法洗手，签字、签字记录	

【健康教育】

1. 告知患者及时排空膀胱的意义。

2. 告知患者子宫按摩的目的。

3. 指导患者促进子宫收缩的方法。

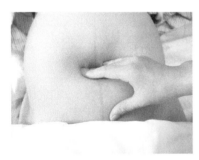

图 2-98　子宫按摩

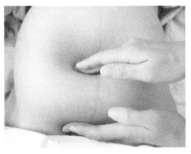

图 2-99　子宫按摩

九、产后出血量评估

【目的】

根据出血量，明确原因，及早处理。

【用物准备】

体重秤、尺子、量杯、血压计。

【评估】

患者临床表现、生命体征。

【操作步骤及要点】

操作步骤	要　点
1. 称重法（图 2-100、图 2-101） 失血量 = [胎儿娩出后接血敷料湿重（g）—接血前敷料干重（g）] / 1.05（血液比重 g/ml）	接血敷料湿重应及时称重
2. 面积法　可按接血纱布或垫子血湿面积粗略估计出血量（图 2-102） 失血量 = 面积按 10cm×10cm 为 10ml 计算	完全湿透的纱布或垫子进行估算
3. 容积法 失血量 = 用产后接血容器收集血液后，放入量杯测量	
4. 休克指数法 休克指数（SI）= 脉率 / 收缩压（mmHg）	准确测量患者的生命体征SI=0.5 为正常；SI=1 时为轻度休克；1.0～1.5 时，失血量为全身血容量的20%～30%；1.5～2.0 时，为30%～50%；若 2.0 以上，约为 50% 以上，重度休克
5. 血红蛋白定量测定　血红蛋白每下降10g/L，失血量 400～500ml	产后出血早期，由于血液浓缩，常不能准确反映实际出血量

【健康教育】

1. 告知产妇自觉阴道流血增多及时通知医护人员。

2. 告知产妇保留会阴垫的意义，勿随意丢弃。

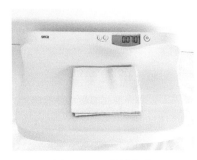

图 2-100　敷料称重　　　　图 2-101　血敷料称重

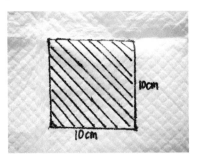

图 2-102　失血量评估面积法

十、母乳喂养技巧

【目的】

①促进乳汁分泌，保证 6 个月的纯母乳喂养；②增强婴儿抵抗力，促进生体发育；③促进产妇产后恢复，避免发生产后出血，预防乳腺癌、卵巢癌的发生；④增进母子感情。

【用物准备】

靠枕（1～2个）、脚凳（必要时）。

【评估】

①产妇意识状态、知识水平、母乳喂养知识掌握情况；②产妇乳房情况；③新生儿吸吮情况。

【操作步骤及要点】

操作步骤	要　点
1. 护士六步洗手法洗手	
2. 核对产妇与新生儿姓名、性别、病案号	
3. 协助产妇取舒适体位，坐位或卧位。同时肌肉放松，坐位时双肩放松	坐位：座椅不宜过高，必要时踩脚凳，双脚平放地面，股与小腿垂直；腰部垫靠枕 卧位：身体完全侧卧，头枕枕头一角，前臂自然上扬
4. 将新生儿抱给产妇，使其保证：婴儿头与身体呈一条直线；婴儿面向乳房，鼻子对着乳头；产妇应抱紧婴儿贴近自己；婴儿的头和颈得到支撑，同时产妇还应托住婴儿的臀部 正确的哺乳姿势有坐式（图2-103）、卧式（图2-104）、环抱式（图2-105）、交叉式（图2-106）	托乳房的手不要太靠近乳头处；轻压乳房改变其形态，利于婴儿含接
5. C字形托住乳房（图2-107），示指支撑着乳房基底部靠在乳房下的胸壁上，大拇指放在乳房的上方，两个	正确含接姿势要求：婴儿张大嘴；下唇向外翻；舌头呈勺状环绕乳晕；面颊鼓起呈圆形；婴儿口腔

操作步骤	要　点
手指可以轻压乳房改善乳房形态，用乳头刺激婴儿嘴角（可左右、可上下），待其张大嘴，顺势将乳头及乳晕全部送入婴儿口中	上方有更多的乳晕；慢而深地吸吮，有时突然暂停；能看到或听到吞咽 单侧乳房持续吸吮至少20~30分钟 勿直接从婴儿口中拔出，避免损伤乳头
6. 离乳时，用手轻压婴儿下颏，待其张嘴后再拔出乳房	拇指与示指放乳晕外缘，向胸壁方向轻轻下压，对挤出乳汁
7. 挤少量乳汁涂于乳头处，防止乳头皲裂	开放气道，勿堵塞婴儿口鼻
8. 将婴儿竖抱于胸前，下颌置于肩头，一手空心轻拍婴儿背部，直至婴儿排出胃内气体将婴儿置于右侧卧位	
9. 整理用物	
10. 六步洗手法洗手、签字记录喂养情况	

【健康教育】

1. 讲解母乳喂养相关知识，帮助产妇树立母乳喂养信心。

2. 告知产妇24小时母婴同室、按需哺乳的意义。

3. 告知产妇不给婴儿使用奶瓶及安抚奶嘴，不给婴儿加喂任何水及奶制品，除非有医疗指征。

4. 告知产妇充分休息的目的。

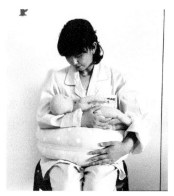

图 2-103 坐式哺乳姿势

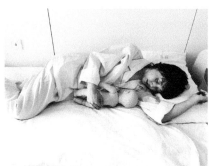

图 2-104 哺卧式哺乳姿势

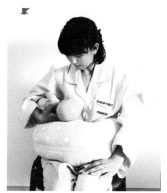

图 2-105 环抱式哺乳姿势

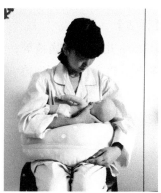

图 2-106 交叉式哺乳姿势

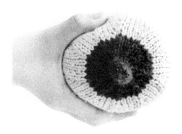

图 2-107 C 字型托住乳房

十一、新生儿沐浴

【目的】

①清洁皮肤，有利于血液循环，帮助皮肤呼吸；②通过水的压力、温度来锻炼身体，促使婴儿的生长发育；③活动肌肉和肌体，观察全身情况；④改善睡眠。

【用物准备】

沐浴盆、水温计、洗发液、沐浴露、大毛巾、小毛巾、婴儿换洗衣物、纸尿裤、体重秤。

【评估】

①新生儿日龄、病情等；②新生儿皮肤情况、清洁程度及有无破损；③新生儿不疲倦、不饥饿、不烦躁、清醒，一般在哺乳后1小时、睡前进行；④治疗室环境。

【操作步骤及要点】

操作步骤	要　点
1. 关好门窗，控制室温 26～28℃	剪短指甲，取下手上饰品，避免弄伤新生儿
2. 护士六步洗手法洗手，戴口罩	
3. 沐浴盆的水量为 1/2 或 2/3 盆，用水温计测水温 38～40℃	先放冷水、后放热水
4. 解开新生儿包被，检查手、脚腕条，核对床号、姓名	核对新生儿信息，避免发生错误
5. 脱去衣服及纸尿裤	若有粪便，应先清洁干净

续表

操作步骤	要　点
6. 以左手托住新生儿头部，手臂环抱其背部，将新生儿下肢夹在左侧腋下，用左手拇指及中指分别将两侧耳郭折向上方掩盖住外耳道，先用小毛巾擦洗眼睛及脸部（图2-108），再挤少量洗发液于手心，搓出泡沫后轻轻按摩头部（图2-109），清水洗净后擦干头部水分	防止水流入耳鼻内，引起中耳炎 由内往外擦洗眼睛，同时需更换毛巾角 洗脸不用肥皂或沐浴液 勿按压新生儿前囟 勿堵塞新生儿口鼻 及时擦干头部水分，避免水分过多，加快体表温度丢失引起感冒着凉
7. 浴盆中放入少量沐浴露，并轻轻混匀	
8. 左手插入新生儿左侧腋下，握住其左肩及手臂，右手托住新生儿臀部放入盆中，采半坐姿，依次清洗颈部、腋下、上肢、胸腹部、外生殖器、下肢（图2-110）	清洗外生殖器时，遵循由前往后的顺序，男宝宝注意清洁阴囊皱褶处皮肤注意骶尾部要清洁到
9. 以右手握住新生儿左肩关节及左手臂腋下，让其头、胸靠在右手臂上，然后清洗背部及臀部（图2-111）	
7. 洗毕用大毛巾擦干全身	
8. 准确签字记录体重，排尿、便次数。观察皮肤，活动有无异常	
9. 核对手、脚腕条，并与床头卡核对无误后将新生儿放回婴儿车中	若腕条丢失及时补戴
10. 为新生儿穿衣、包好包被，戴帽子，并置右侧卧位	
11. 六步洗手法洗手，签字、记录	

【健康教育】

1. 为新生儿洗澡前要六步洗手法洗手。

2. 沐浴时，观察新生儿面色、呼吸、皮肤（有无破损、脓点、红疹）、肢体活动有无异常问题及时处理。

3. 沐浴时，护士应注意新生儿安全，不可离开新生儿，动作轻柔迅速，避免消耗新生儿体力，防止意外发生。

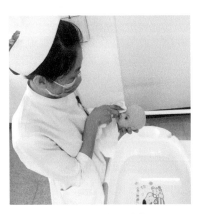
图 2-108　清洗脸部

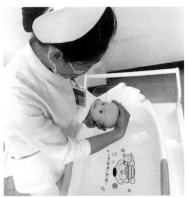
图 2-109　洗头

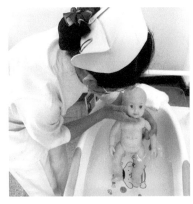
图 2-110　清洗四肢及胸腹部

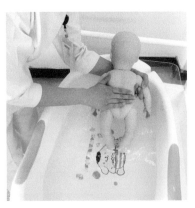
图 2-111　清洗背部及臀部

十二、脐部护理

【目的】

①保持脐带清洁、干燥；②预防脐部感染。

【用物准备】

75% 酒精、医用棉签。

【评估】

①脐部皮肤有无红肿；②脐带有无渗血、渗液、异常气味。

【操作步骤及要点】

操作步骤	要　点
1. 护士六步洗手法洗手，戴口罩	
2. 准备用物，推治疗车至床旁	
3. 与产妇共同核对新生儿，并解释	
4. 暴露脐部皮肤，左手将丝线轻轻上提，充分暴露脐窝，右手持棉签蘸取酒精从里向外消毒脐窝（图 2-112），更换棉签重复此操作	注意保暖，动作轻柔观察脐部分泌物的量、颜色、性质；若分泌物过多，应重复多次消毒，直至擦净
5. 整理用物	
6. 六步洗手法洗手，签字、记录	脐部情况记录

【健康教育】

1. 观察脐部皮肤有无红肿，分泌物的量、颜色、性质，发现异常及时处理。

2．告知产妇及家属勤换纸尿裤，勿覆盖脐部，避免尿液污染脐部。

3．告知产妇及家属脐带未脱落前洗澡时尽量不要浸水，以防感染脱落前会有少量渗血，为正常现象，脐带脱落后可再用酒精擦洗 1~2 天。

4．一般不包裹，保持干燥使其脱落。

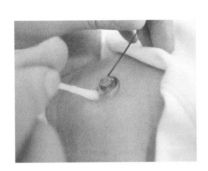

图 2-112　脐部护理

十三、臀部护理

【目的】

①保持臀部清洁，促进舒适；②保护臀部皮肤，避免臀红、破溃。

【用物准备】

婴儿专用臀部湿巾、护臀霜、纸尿裤。

【评估】

①臀部皮肤情况；②排尿、便情况。

【操作步骤及要点】

操作步骤	要　点
1. 护士六步洗手法洗手	
2. 打开包被，核对新生儿	注意保暖
3. 打开纸尿裤，对折后垫于臀下	避免粪便污染衣物
4. 用婴儿专用臀部湿巾，由前向后轻柔擦拭干净臀部	若粪便多，可用温水清洗 观察粪便性状，臀部皮肤情况
5. 待皮肤干燥后，涂抹适量护臀霜	避免皮肤潮湿 如有臀红，可涂氧化锌软膏
6. 垫干净纸尿裤于臀下，为其穿好	纸尿裤大小、松紧度适宜，充分包裹臀部和外阴
7. 核对新生儿，穿好衣服	
8. 整理用物	
9. 六步洗手法洗手，签字、记录	

【健康教育】

1. 加强日常护理。新生儿排尿、便后及时更换纸尿裤。一般 2~3 小时更换 1 次。换尿裤时可让臀部多晾一会，以保持干燥，同时注意保暖。

2. 一般排尿后不需每次清洗臀部，同时不用肥皂清洁，以避免破坏臀部表面的天然保护膜，使臀红、尿布疹容易发生。

十四、抚触技术

【目的】

①促进婴儿生长发育；②促进母婴情感交流；③促进新生

儿神经系统发育；④促进新生儿免疫系统完善，提高免疫力；⑤促进睡眠；⑥促进纯母乳喂养率提高。

【用物准备】

大毛巾、婴儿抚触油、音乐播放器。

【评估】

①新生儿日龄、病情等；②新生儿皮肤情况，有无破损；③新生儿不疲倦、不饥饿、不烦躁、清醒，一般在哺乳后1小时、沐浴后进行；④病室环境。

【操作步骤及要点】

操作步骤	要　点
1. 关闭门窗，调节室温28℃以上，播放轻柔音乐	控制室温
2. 护士六步洗手法洗手，铺大毛巾于抚触车上	
3. 核对新生儿信息，脱去衣服，抱置于大毛巾上	
4. 由头部→胸部→腹部→上肢→下肢→背部，每个部位动作重复4~6次 （1）头部：双手拇指指腹在眉弓上从眉心向两侧滑动至颞部；两拇指从下颌中部向两侧上滑至耳垂前端（图2-113），让上下唇呈微笑状；一手托头，另一手指腹从前额发际抚向脑后（图2-114），最后中指分别在耳后乳突部轻按一下；换手，同法抚触另半头部	倒适量润肤油于手中，揉搓双手温热后，再进行抚触 全程与新生儿进行语言和情感交流 注意观察新生儿反应 在胸部画一个大的交叉，避开乳腺

续表

操作步骤	要 点
（2）胸部：两手分别从胸部两侧肋下缘向对侧上方交叉推进，置两侧肩部（图 2-115）	避开脐部和膀胱
（3）腹部：示指、中指依次从新生儿右下腹至上腹向左下腹滑动，呈顺时针方向画半圆（图 2-116）	
（4）上肢：两手交替握住新生儿一侧上肢，从上臂到手腕滑行，再轻轻搓揉（图 2-117）；两手拇指交替从掌根推向每个手指，并轻提指尖（图 2-118）	
（5）下肢：方法同上肢（图 2-119）	
（6）背部：以脊椎为中分线，双手向两侧重复移动（图 2-120），由上往下；最后双手手指沿脊椎由上往下交替滑行至臀部（图 2-121）	
5. 核对新生儿，为其穿好衣服放入婴儿车内整理用物	
6. 六步洗手法洗手，签字、记录	

【健康教育】

1. 根据新生儿状态决定抚触时间，一般 10～15 分钟，饥饿或进食 1 小时内不宜进行。

2. 抚触时应注意观察新生儿，如出现哭闹、肌张力增高、肤色出现变化等，应暂缓抚触，持续 1 分钟以上应停止抚触。注意安全，防止意外发生。

3. 告知产妇及家属，抚触会使小儿皮肤微红，全程注意交流。

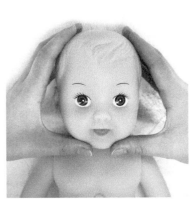

图 2-113　抚触头部

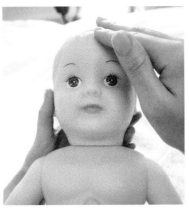

图 2-114　抚触头部

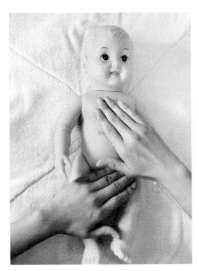

图 2-115　抚触胸部

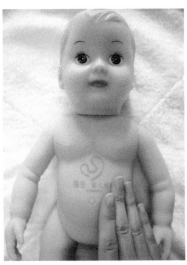

图 2-116　抚触腹部

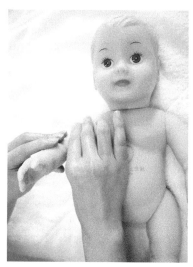

图 2-117　抚触上肢

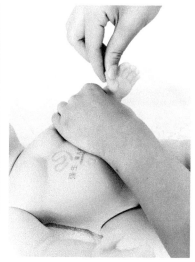

图 2-118　抚触手部

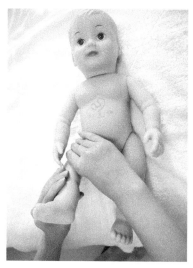

图 2-119　抚触下肢

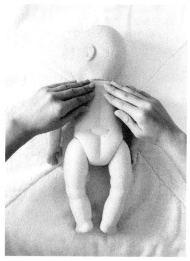

图 2-120　抚触背部

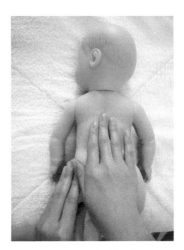

图 2-121　抚触臀部

第五节　儿科技术操作

一、小儿静脉输液

【目的】

①输入药物，治疗疾病；②恢复和维持体内水分电解质平衡；③补充营养；④急救，增加循环血量，维持血压。

【用物准备】

治疗车、治疗盘、安尔碘、无菌棉签、药液、输液器、套管针、止血带、垫巾、胶布、透明敷贴、药物治疗单、医用垃圾及生活垃圾袋、免洗手消毒液。

【评估】

①患者年龄、体重、病情、意识状态及合作程度，注射部位皮肤情况（有无淤斑、瘢痕、脂肪萎缩、皮下硬结等）、血管情况、过敏史；②病室环境；③治疗室环境。

【操作步骤及要点】

操作步骤	要　点
1. 核对医嘱和药物治疗单	了解用药目的、注意配伍禁忌、对有疑问的医嘱应核对无误后方可执行
2. 准备药物	
3. 护士六步洗手法洗手，戴口罩。	
4. 核对药物信息（药名、浓度、剂量、时间、用法）查对药物有效期、包装完整度以及药物质量。配液	药物出现包装破损、沉淀、浑浊等情况禁止使用
5. 请第2人核对，连接输液器，关闭输液器调节器	使用提问和核对腕带两种方法
6. 携用物至病床，再次核对。核对至少两个患儿信息: 核对药物（药名、浓度、剂量、时间、用法）	
7. 排气	第1次排气至胶皮管
8. 选择输液血管，垫巾、扎止血带	小儿可以选择上肢、足背或头皮静脉，常规由远心端向近心端选择，使用刺激性药物应选择弹性好、管径粗的静脉；止血带在穿刺点上方6cm
9. 松止血带，第1次消毒皮肤；扎止血带，第2次消毒皮肤	正确消毒方法为以穿刺点为中心，螺旋式消毒。消毒范围常规直径为5cm

操作步骤	要　点
10. 穿刺　取出留置针，松动外套管并调节针尖斜面，0°~15° 进针（图 2-122），见回血后，压低角度再进 0.2cm，送外套管，松止血带，撤针芯，连接接头或输液器	不同类型留置针送外套管的方法见说明书 应使用透明敷料以暴露穿刺点，便于观察
11. 使用透明敷料固定，标示穿刺日期、时间，必要时使用约束装置	
12. 调节滴速	根据患儿病情、年龄、药物性质调节滴速，强调家属不能自行调节
13. 再次核对患儿和药物信息	
14. 协助患儿取舒适体位，告知患儿和家属注意事项并定期观察	1 小时至少巡视 1 次。听取患儿主诉，观察输液是否通畅，局部静脉情况和全身反应
15. 六步洗手法洗手，签字、记录	

【健康教育】

　　告知家属输注液体名称、作用；嘱家属不要随意调节输液速度。

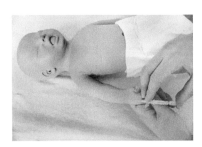

图 2-122　小儿静脉输液

二、静脉采血

【目的】

采集、留取静脉血标本进行下一步的化验检查，为临床诊断与治疗提供依据。

【用物准备】

5ml 注射器、采血组件、一次性头皮针、真空采血管、治疗车、治疗盘、安尔碘、无菌棉签、止血带、垫巾、备皮刀、医用垃圾及生活垃圾袋、免六步洗手法洗手消毒液。

【评估】

①患者年龄、化验项目、病情、意识状态及合作程度，采血部位皮肤情况（有无淤斑、瘢痕、脂肪萎缩、皮下硬结等）、血管情况；②病室环境；③评估家属的接受能力。

【操作步骤及要点】

操作步骤	要　点
1. 根据患儿的病情和血管情况选择适宜的静脉采血方法	小儿常用的静脉采血部位有股静脉、颈静脉、肘正中静脉以及大隐静脉。肘正中静脉以及大隐静脉表浅，易见到，采血难度较低；股静脉采血难度较高，适用于 1～3 岁肥胖的小儿以及病情危重不适宜翻动的小儿；颈静脉采血易发生意外状况，推荐为最后选择
2. 根据化验项目选择适宜的采血管，黏贴化验条码后双人核对	黏贴条码要留出采血管的观察窗

操作步骤	要　点
3．护士六步洗手法洗手，戴口罩	
4．核对患儿信息和医嘱信息	使用提问和核对腕带两种方法，至少核对两项信息，如姓名和病案号
5．铺治疗巾，系止血带，再次评估患儿血管情况	股静脉采血：选择 5ml 注射器
6．安尔碘消毒两遍，充分待干后准备采血	
7．表浅静脉采血　固定患儿肢体，针尖斜面与皮肤成 20º 刺入，见回血后连接真空采血管至需要血量	1．摆放操作体位　将患儿仰卧位放置于诊床，脱掉穿刺侧裤腿盖于另一条腿上，臀部垫一软枕，使臀部抬高，将股外旋外展与身体长轴呈 45º，膝关节屈曲成直角 2．定位方法 （1）触摸法：在腹股沟中段触摸到股动脉搏动的位置，在其内侧 0.3 ~ 0.5cm 处进针 （2）体表定位法：脐部引一条直线垂直于腹股沟，垂直交点即为穿刺部位 3．穿刺方法 （1）直刺法：针尖与皮肤呈 90º 刺入，见回血后一手固定，一手提拉针芯至所需血量（图 2-123） （2）斜刺法：在原定位处下方 2 ~ 3cm 处进针，与皮肤呈 45º，针尖指向原定为处，见回血后停止进针，提拉针芯至所需血量（图 2-124） 颈静脉采血法：患儿平卧于床上，头部略低于身体并偏向一侧，暴露颈静脉。一名护士固定患儿身体，另一名护士固定患儿头部，进行采血

续表

操作步骤	要　点
8．拔出针头，按压 3～5 分钟	
9．撤出垫巾、止血带等，再次核对	
10．整理用物，分类处理	
11.六步洗手法洗手,签字、记录	

【健康教育】

1．告知患儿及家属采血目的，化验项目。

2．告知患儿及家属采血后注意事项。

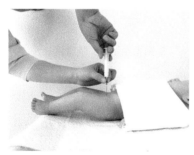 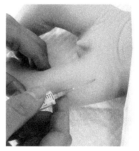

图 2-123　直刺法　　　　　　　图 2-124　斜刺法

三、经口鼻吸痰

【目的】

①吸出呼吸道分泌物；②吸出呼吸道异物。

【用物准备】

负压吸引装置或电动吸引器、吸引器连接管、一次性吸痰管、一次性药碗、0.9%氯化钠溶液、清洁手套、听诊器、纸巾、洗手液。

【评估】

①患者年龄、生命体征、病情、意识状态及合作程度，氧疗情况、痰液的颜色、量和黏稠度；②病室环境。

【操作步骤及要点】

操作步骤	要　点
1. 护士六步洗手法洗手，戴口罩	
2. 核对患儿信息和治疗信息、准备用物 （1）连接管道，打开开关，检查管道各部分连接是否紧密 （2）检查负压情况 （3）选择适合型号的吸痰管	使用提问和核对腕带两种方法，核对至少两个患儿信息 根据患儿年龄、体重选择
3. 患儿取平卧位，头偏向一侧，必要时吸痰前后给予高流量吸氧2分钟	
4. 听诊呼吸音	确定肺内痰液分布情况，必要时予以拍背
5. 按年龄选择合适的吸痰管以及负压值	
6. 打开吸痰管外包装，连接吸引管与吸痰管	吸痰管不从外包装中取出
7. 生理盐水倒入一次性药碗，戴手套后从外包装中抽出吸痰管测量插入深度	插入深度为鼻尖到耳垂的距离注意吸痰管不要触碰别处

操作步骤	要　点
8. 生理盐水润滑吸痰管尖端	插入过程中无负压
9. 先吸口腔，拇指压住管孔，一边旋转一边回抽（图 2-125）	
10. 吸痰管插入外鼻孔，向上用力直到吸痰管通过鼻中隔，然后向下用力	吸引时间 5～15 秒，婴儿 5 秒，年长儿可到 15 秒；鼓励患儿咳嗽；重复吸痰应间隔至少 30 秒；吸痰同时要观察患儿呼吸、面色和唇色，若有缺氧表现，立即停止；每次吸痰后，吸痰管应用生理盐水冲洗，若吸出粉红色物质，应适当减小负压
11. 吸另一侧鼻腔	
12. 吸引完毕后，脱去手套，用过的吸痰管放于医疗垃圾。生理盐水冲洗连接管	
13. 关闭吸引器，纸巾擦拭患儿口鼻部	
14. 听诊呼吸音	
15. 安置患儿，给予舒适体位并做好安慰、整理用物	
16. 六步洗手法洗手，签字、记录	

【健康教育】

告知家属吸痰的目的、拍背方法。

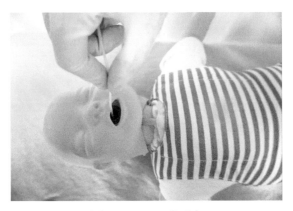

图 2-125　经口鼻吸痰

四、新生儿复苏

【目的】

帮新生儿解除窒息，恢复血液供应，恢复组织供氧。

【用物准备】

复苏气囊、面罩、秒表、球囊吸引器、负压吸引器、吸痰管、辐射暖台。

【评估】

患儿的胎龄、出生体重、反应、肌张力、哭声、呼吸、心率、肤色、羊水。

【操作步骤及要点】

操作步骤	要　点
1. 评估新生儿是足月吗？羊水清吗？有呼吸或哭声吗？肌张力好吗？	

续表

操作步骤	要　点
2. 如有一项为"否"，即需要给患儿保持体温、摆正体位、擦干全身、给予刺激（图 2-126），清理气道	
3. 评价心率、呼吸和肤色 患儿体位：将肩部垫高，头稍后仰 （1）心率 >100 次 / 分，肤色红润，有自主呼吸，正常状态 （2）心率 >100 次 / 分，有自主呼吸，肤色发绀，给予氧疗 （3）心率 <100 次 / 分，给予正压通气	面罩应包裹住患儿口鼻与下巴（图 2-127），每分钟频率 30 ~ 40 次，按压与放松时间比为 1 : 1.5
4. 30 秒后，再次评估心率、呼吸和肤色。 （1）心率 >100 次 / 分，复苏成功 （2）心率 60 ~ 100 次 / 分，继续正压通气 （3）心率 <60 次 / 分，正压通气同时加胸外按压	按压位置胸骨中下 1/3，两乳头连线中点；采用两指法或双手环抱法进行按压（图 2-128、图 2-129） 按压深度：胸廓前后径 1/3 按压与通气比例：3 : 1 按压频率：120 次 / 分；即每分钟 90 次胸外按压，30 次人工通气
5. 30 秒钟后再次评估　评估结果以及处理措施同 4，若心率仍小于 60 次 / 分，使用肾上腺素	新生儿复苏作重要和最有效的措施为正压通气
6. 30 秒评估 1 次，检查下列步骤的有效性进行胸外按压、正压人工呼吸、气管插管、肾上腺素	

续表

操作步骤	要　点
（1）无心搏 >10 分钟，考虑停止复苏 （2）心率 <60 次 / 分或持续发绀或人工通气失败，考虑气道畸形、肺部问题、先天性心脏病	

【健康教育】

缺氧的表现、观察以及应急处理。

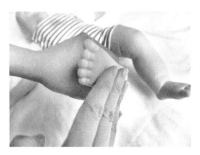

图 2-126　给予刺激

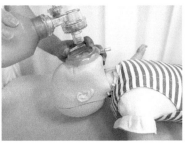

图 2-127　面罩给氧

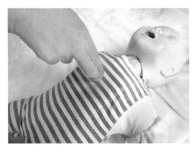

图 2-128　二指法胸外按压

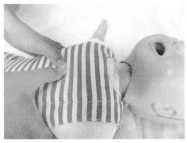

图 2-129　双手环抱法胸外按压

五、小儿复苏

【目的】

采用急救医学手段恢复已中断的呼吸和循环功能，恢复组织供氧。

【用物准备】

复苏气囊、面罩。

【评估】

患儿的意识、大动脉搏动、自主呼吸，面色、瞳孔、血压等。

【操作步骤及要点】

操作步骤	要　点
1. 检查现场环境是否安全	本操作流程针对 1~8 岁小儿，婴儿的复苏与本步骤不同，8 岁以上儿童按照成年人处理
2. 判断患儿意识	轻拍患儿双肩，呼叫"你怎么了？"
3. 启动急救反应系统，获取除颤仪（有目击者倒地）	儿童首选手动除颤仪，其次为能量衰减性 AED，最后为普通 AED
4. 判断大动脉搏动和呼吸 （1）若有大动脉搏动，但没有呼吸，3~5 秒给 1 次人工通气，2 分钟再次判断，若心率小于 60 次 / 分，予以胸外按压 （2）无大动脉搏动，无呼吸或为无效呼吸，予以胸外按压 30 次	一般判断施救者所在测的肱动脉（图 2-130），判断时间在 5 秒以上，但不超过 10 秒 无效呼吸是指喘息样呼吸 胸外按压频率：100~120 次 / 分 胸外按压深度：胸廓前后径 1/3，为 4~5cm 胸外按压部位：胸骨中下段 1/3，两乳头连线中点

操作步骤	要　点
5．开放气道，予以两次正压通气	仰头提颏法：不怀疑有头部或颈部损伤 推举下颌法：怀疑有头部或颈部损伤 院外：口对口或口对口鼻 院内：气囊加压 可见胸廓隆起即可，避免过度通气 每两分钟（即 5 个循环）检查心率
6．胸外按压与人工通气比例 （1）两名施救者：15：2 （2）一名施救者：30：2	
7．无目击者倒地，在五个循环后启动急救反应系统，获取除颤仪	
8．检查心律，是否可除颤	
9．可以除颤，除颤立即胸外按压开始的 CPR 不可以除颤，继续 CPR	

【健康教育】

小儿心肺复苏的目的。

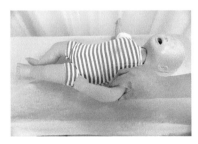

图 2-130　判断肱动脉搏动

六、灌肠

【目的】

①清洁肠道，解除便秘；②为手术、检查做准备；③稀释和清除肠道内有害物质，减轻中毒症状；④为高热患者降温。

【用物准备】

治疗盘、灌肠筒、肛管、液状石蜡、手套、生理盐水、水温计、弯盘、一次性中单、纸巾、输液架、便盆。

【评估】

①患者年龄、体重、病情及合作程度；②病室环境。

【操作步骤及要点】

操作步骤	要　　点
1. 护士六步洗手法洗手，戴口罩	
2. 核对患儿信息和治疗信息并协助患儿正确体位	使用提问和核对腕带两种方法，核对至少两个患儿信息 左侧卧位，膝屈曲，臀部移至床沿，一次性中单垫于臀下，臀部可垫便盆
3. 灌肠桶挂于输液架上液面距肛门 40～60cm，液状石蜡润滑灌肠管尖端，排出肛管内空气后夹紧缸管，暴露患儿肛门，嘱患儿张口呼吸，放松腹部	根据患儿年龄、体重选择合适型号的肛管 肛管插入深度取决于患儿年龄（图 2-131）
4. 将肛管缓缓插入直肠固定肛管，松开架子，使溶液缓缓注入	灌肠过程中注意观察患儿病情，若出现心慌、脉速、出冷汗等情况立即停止灌肠

续表

操作步骤	要　点
5．拔出肛管　溶液滴完后夹住橡胶管，纸巾包裹肛管拔出放于医疗垃圾，擦净肛门，嘱患儿尽可能保持 5～10 分钟	为延长保留时间，可使患儿侧卧位，并帮患儿挤压臀部
6．排便	根据患儿病情选择床上或床下便盆排便
7．脱手套，协助患儿取舒适体位、整理床单位	
8．六步洗手法洗手，签字、记录	签字记录灌肠溶液种类、保留时间、排出粪便的量、颜色和性状以及病情缓解情况

【健康教育】

告知家属和患儿灌肠的作用和注意事项。

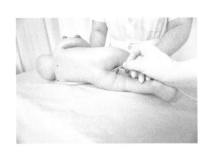

图 2-131　灌肠

七、氧疗

【目的】

使肺泡氧分压升高，提高血液氧饱和度，纠正缺氧。

【用物准备】

氧气表头、湿化瓶、鼻吸氧管（头罩、面罩）、棉签、胶布、灭菌注射用水。

【评估】

①患者年龄、病情、呼吸频率和型态、缺氧程度（面色、唇色、甲床颜色、意识、血氧饱和度）、鼻腔通畅情况、合作程度；②病室环境。

【操作步骤及要点】

操作步骤	要　点
1. 护士六步洗手法洗手，戴口罩	
2. 核对患儿信息和治疗信息	使用提问和核对腕带两种方法，核对至少两个患儿信息
3. 根据患儿年龄选择吸氧管型号、吸氧方式、氧流量	确保连接紧密，避免漏气；用氧安全: 防火、防油、防热、防震（图 2-132）
4. 安装吸氧装置 （1）湿化瓶中加入灭菌注射用水至1/2~2/3 （2）连接氧气表头、湿化瓶和吸氧管	不同吸氧方式（鼻导管、头罩、面罩）即使相同氧流量，其吸入氧浓度也会有差异
5. 安置患儿舒适体位，清除鼻腔分泌物	
6. 根据医嘱调节氧流量	
7. 观察湿化瓶是否有气泡，感觉吸氧管是否有氧气流出，检查有无漏气	
8. 固定吸氧管 （1）单侧吸氧: 鼻导管插入一侧鼻孔（长度为鼻尖到耳垂1/3）用胶布固定	导管不宜固定太紧，以免损伤皮肤；嘱家属和患儿不能

操作步骤	要　点
（2）双侧鼻导管，将鼻导管插入双侧鼻孔，深度约为 1cm，将导管环绕耳部向下，拉紧固定	自行调节氧流量
（3）面罩法：合适的面罩将患儿鼻孔和口罩住，使用松紧带在头部固定	
（4）头罩法：将氧气管置于头罩的孔向下 1～2cm，适当固定	
9. 协助患儿取舒适体位，整理床单位	
10. 评估用氧效果并整理用物	
11. 六步洗手法洗手、签字、记录	评估氧饱和度、患儿面色、唇色、甲床、呼吸型态

【健康教育】

1. 氧气吸入的作用以及并发症。

2. 安全用氧注意事项。

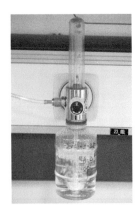

图 2-132　氧疗

八、人工喂养

【目的】

安全的通过奶瓶喂养，使新生儿获得足够营养，满足生长发育的需要。

【用物准备】

消毒奶瓶、配方奶、小毛巾。

【评估】

①患儿年龄、病情、意识、吸吮、吞咽、消化、排泄情况；②病室环境。

【操作步骤及要点】

操作步骤	要　点
1. 护士六步洗手法洗手，检查奶液种类、量，温奶	采用隔水加热的方式温奶，38～40℃为宜（图2-133）
2. 选择合适的奶头	奶孔大小决定奶液流出的速度，新生儿～4个月适宜两滴奶液间稍有间隔；4～6个月适宜奶液连续滴出；6个月以上适宜奶液形成细流
3. 携用物至患儿床旁	
4. 斜抱起患儿，将患儿头部枕于护理人员肘窝处，或置患儿平卧位，头偏向一侧，小毛巾放于患儿颈部	
5. 喂奶	奶嘴充满奶液，不能有空气（图2-134）喂奶过程中观察患儿面色、吸吮、吞咽等情况，若吸吮过急或呛咳时，

续表

操作步骤	要　点
	取出奶瓶，侧卧，轻拍患儿背部，恢复后再喂；若患儿有窒息，立即头低脚高位，拍打背部，吸引器吸出口鼻内奶液和分泌物，通知医生
6. 喂奶完毕，抱起患儿，轻拍背部驱除气体，放回床上（图2-135），整理床单位	喂奶后半小时内加强巡视，避免过多、过早搬动患儿，避免逗患儿哭或笑，减少呕吐的发生
7. 六步洗手法洗手，签字、记录	

【健康教育】

1. 向家长解释，取得配合。

2. 拍嗝的正确方法。

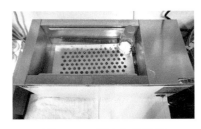

图 2-133　隔水加热温奶

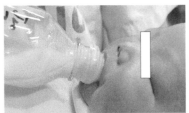

图 2-134　人工喂养

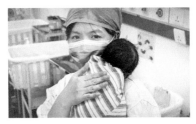

图 2-135　轻拍背部驱除气体

九、暖箱的使用

【目的】

①为早产儿和低体重儿保暖；②保护性隔离。

【用物准备】

暖箱、蒸馏水、探头贴膜。

【评估】

患儿胎龄、体重、日龄、病情、全身皮肤情况。

【操作步骤及要点】

操作步骤	要　点
1. 湿化槽加入蒸馏水	水量多少以暖箱刻度线为准（图 2-136）
2. 接通电源，开机	
3. 预热	预热时一般选择箱温控制模式，设置需要的箱温以及湿度，开始预热 不同胎龄、日龄、体重患儿适宜的箱温不同（具体可参见《诸福棠实用儿科学》） 测温探头放置于患儿的胸腹部，固定牢固，不能脱落
4. 箱温达到设置温度即可将患儿置入暖箱	患儿可穿内衣进暖箱；每 4 小时测量 1 次患儿体温并记录，观察患儿的体温变化；每小时至少巡视 1 次，做好交接班；皮温监测探头应每 24 小时至少更换 1 次位置，以防皮肤损伤；各种操作集中进行，避免经常开启箱门
5. 可以选择箱温或肤温控制模式	操作完毕后，及时关闭箱门 操作前后均需六步洗手法洗手，预防交叉感染

续表

操作步骤	要　点
6. 观察和记录	检查蒸馏水是否足够，及时添加
7. 维护	每日常规擦拭消毒暖箱内外壁两次，有污染及时消毒 1 周更换 1 次暖箱进行终末消毒（图 2-137）

【健康教育】

告知家属暖箱使用目的以及注意事项。

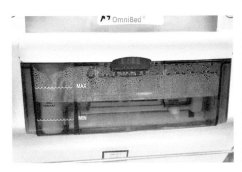

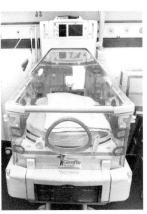

图 2-136　湿化槽加入蒸馏水　　图 2-137　暖箱的使用

十、辐射暖台的使用

【目的】

①用于出生婴儿的保暖；②提供较大的操作空间。

【用物准备】

辐射暖台，探头贴膜。

【评估】

①患儿胎龄、出生体重、病情、使用目的；②病室温湿度。

【操作步骤及要点】

操作步骤	要点
1. 接通电源，打开开关，预热辐射暖台	采用手动温度控制或预热模式
2. 当床垫表面温度达到适宜的程度时，将患儿脱衣置于辐射暖台	
3. 改为肤温控制模式	辐射暖台在预热模式下运行30分钟后，必须更换为肤温控制模式
4. 将肤温传感器插入传感器插座，探头置于婴儿皮肤上，金属面接触患儿皮肤，贴膜固定	探头一般固定在胸部、腹部等部位。必须保证肤温传感器探头与患儿皮肤相贴（图2-138）。探头不能置于患儿身下。探头所测只是患儿皮肤温度，不能代表患儿真正体温，故仍需要定时测量体温使用手动温度模式时，暖台不能根据患儿的温度自行调节加热幅度，故医务人员不能离开患儿，以免造成患儿的烫伤或冻伤（图2-139）
5. 将温度设置为36~37℃	
6. 定期巡视患儿，测量患儿体温	
7. 注意患儿安全，医务人员离开时，将暖台四周档板固定牢固	
8. 长时间使用，要考虑脱水问题，使用聚乙烯薄膜保湿	

续表

操作步骤	要　点
9. 注意手卫生，以免造成交叉感染	
10. 使用后及时清洁仪器、婴儿床和床垫，不能使用酒精或其他有机溶剂进行消毒	

【健康教育】

告知家属辐射暖台使用目的和注意事项。

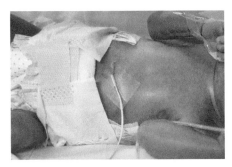

图 2-138　皮肤贴肤温传感器探头

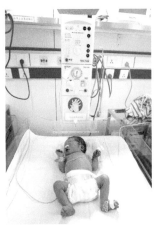

图 2-139　辐射暖台的使用

十一、蓝光照射仪的使用

【目的】

新生儿病理性黄疸和溶血病的辅助治疗，促进胆红素的排出。

【用物准备】

蓝光照射仪、黑眼罩、不透光尿布、心电监护仪、手脚套、温度计。

【评估】

患儿年龄、体种、病情、肤色、血清胆红素值、局部皮肤情况。

【操作步骤及要点】

操作步骤	要　点
1. 患儿洗温水澡，更换清洁尿布（不透光尿布或普通尿布外用黑布包裹），修剪指甲，带上棉质小脚套和小手套（图 2-140）	洗澡后不能涂抹油性护肤品，以防烫伤
2. 接通蓝光照射仪电源并打开，按照患儿体重调节箱温	
3. 核对患儿的信息和治疗信息	核对腕带，至少两个信息，如姓名、病案号
4. 患儿仅带遮光纸尿裤以及遮光眼罩进入光疗箱	蓝光治疗过程中要时刻检查患儿眼罩有无脱落
5. 将患儿置于光疗箱中央，连接心电监护	灯管距离患儿 33～50cm
6. 单面光疗时每 2 小时翻身 1 次	
7. 光疗时定时喂奶，在两次喂奶之间适当喂水，必要时遵医嘱补液	光疗会增加不显性失水
8. 做好观察和记录	每小时巡视患儿生命体征以及光疗箱温度，记录患儿出入量和排便次数、性状、皮肤完整性等
9. 光疗结束后将患儿自光疗箱内抱出，核对信息后安置舒适体位	

续表

操作步骤	要　点
10. 记录蓝光治疗仪使用时间，及时更换蓝光灯管	

【健康教育】

1. 告知家属光疗的目的。

2. 告知家属光疗的注意事项。

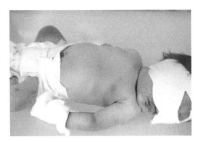

图 2-140　蓝光照射仪的使用

第六节　眼科、耳鼻喉科技术操作

一、剪眼毛

【目的】

①避免手术时睫毛落入眼内，造成污染；②扩大手术视野，

方便医生操作。

【用物准备】

弯剪刀、棉签、消炎眼膏、消炎眼药水、治疗盘。

【评估】

①患者的一般情况、意识状态、自理能力及配合程度等；②患者的疾病诊断、眼部疾病的严重程度，以及眼睑、结膜、角膜有无异常，有无眼内感染等。

【操作步骤及要点】

操作步骤	要　点
1. 护士六步洗手法洗手，戴口罩，核对医嘱	
2. 检查药物的名称、有效期等。观察消炎眼药水有无变质沉淀，检查棉签是否在有效期范围内	
3. 选择光线充足、宽敞的地方为患者操作，同时避免人员反复走动	
4. 携用物至床旁，查对患者床号、姓名，手术眼别；向患者解释操作目的及配合方法	
5. 嘱患者仰卧位，操作前清洁眼内分泌物；在剪刀弯面涂上一层消炎眼膏（图2-141），以便使剪下的睫毛黏附其上，不落入患者眼中；原则上从外眦向内眦剪，先剪上睑睫毛，再剪下睑睫毛。剪上睑睫毛时嘱患者向下看，用手指压住上睑皮肤稍向上拉（图2-142），	操作时，动作要轻、稳，以免剪破皮肤，用剪刀时，弯形一面始终向上操作后注意检查有无未剪掉的睫毛，同时嘱患者闭眼时勿用力挤眼、勿揉眼，以免睫毛根部刺激眼睑引起不适

操作步骤	要　点
使睫毛直立，以便操作，剪下睑睫毛时反之（图 2-143）。剪下的睫毛黏附于剪刀上，及时用清洁棉签将其拭去，并及时在剪刀上补充眼膏，以便继续操作，直至上下眼睑睫毛均剪净为止	
6. 整理用物	每例患者在操作后都要更换剪刀，及时消毒，以免交叉感染 剪刀消毒：将用过的物品分类放置，剪刀用清水洗净后擦干，再用安尔碘、酒精各消毒 1 遍，范围包括剪刀关节轴以上 2/3 的部分。给眼内炎、HIV 感染的患者使用后的剪刀，应用安尔碘浸泡 30 分钟后，清洗备用

【健康教育】

1. 告知患者剪眼毛的目的、体位要求和配合。

2. 嘱患者闭眼时勿用力挤眼、勿揉眼，以免睫毛根部刺激眼睑引起不适，如有不适应及时通知护士。

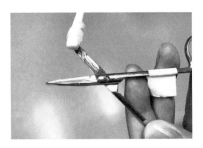

图 2-141　剪眼毛

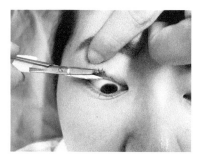
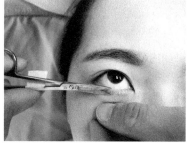

图 2-142　剪眼毛　　　　　　　　图 2-143　剪眼毛

二、结膜囊冲洗

【目的】

①冲洗结膜囊内异物及分泌物，有清洁及杀菌作用；②眼部化学物质烧伤时，冲洗及中和化学物质眼部手术前清洁消毒；③眼部手术前清洁消毒。

【用物准备】

眼壶、受水器、棉签、冲洗液（生理盐水）、治疗巾、抗生素眼药水、治疗盘。

【评估】

①患者的一般情况、意识状态、自理能力及配合程度等；②患者的疾病诊断、眼部疾病的严重程度，以及眼睑、结膜、角膜有无异常，有无感染病史等。

【操作步骤及要点】

操作步骤	要　点
1. 操作者准备　衣帽整洁；洗手，戴口罩；核对医嘱	

操作步骤	要　点
2. 用物准备　检查药物的名称、有效期等。观察消炎眼药水有无变质沉淀，检查棉签是否在有效期范围内	
3. 环境准备　选择光线充足、宽敞的地方为患者操作，同时避免人员反复走动	
4. 携用物至床旁，查对患者床号、姓名，手术眼别；向患者解结膜囊冲洗操作目的及配合方法	
5. 将治疗巾垫于前肩或头下，以免冲洗液污染被服	
6. 嘱患者仰卧床上，头偏向需冲洗一侧，使掉入眼内的睫毛及眼内分泌物易于被冲出	
7. 将受水器紧贴患侧眼的颊部，以免冲洗液流入耳内（图2-144）	
8. 冲洗时先轻轻冲洗眼睑皮肤，使患者适应。同时嘱患者睁眼，冲洗者用棉签轻压下睑穹隆，暴露结膜囊，如患者合作较差，可协助患者将上眼睑上提。冲洗液由内眦冲向外眦，同时嘱患者向上、下、左、右各方向转动眼球（图2-145）	冲洗壶的壶口与眼表面保持3cm左右的距离，易于冲洗，又可避免水压过大，对眼表面的冲击。冲洗液不要直接冲向角膜，嘱患者向各方向转动眼球，以充分冲洗。冲洗液剂量为50～100ml，冲洗时勿使溶液飞溅。冲洗时如眼部有油膏，应先将油膏擦净，以方便冲洗。如为化学烧伤或有异物及分泌物多

续表

操作步骤	要　点
	时，要充分暴露上、下睑穹隆部，充分冲洗
9. 冲洗后，擦干面部水渍，并向冲洗眼滴入 1~2 滴抗生素眼药水	急性结膜炎等传染性疾病患者冲洗后，冲洗用物要严格消毒处理，以免交叉感染（用络合碘浸泡 30 分钟后，清洗并高压灭菌）
10. 整理用物	

【健康教育】

1. 告知患者结膜囊冲洗的目的。

2. 告知患者结膜囊冲洗过程中如有不适及时告知护士。

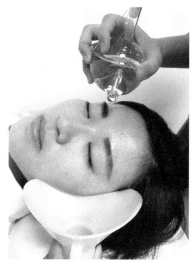

图 2-144　结膜囊冲洗

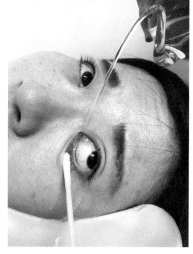

图 2-145　结膜囊冲洗

三、泪道冲洗

【目的】

①检查泪道是否通畅，有无堵塞；②诊断有无泪道疾病；③清除泪囊内的分泌物，注入药物，治疗泪道及泪囊部疾病；④内眼手术前准备。

【用物准备】

一次性泪道冲洗器、泪点扩张器、冲洗液（生理盐水）。

【评估】

①患者的一般情况、意识状态、自理能力及配合程度等；②患者的疾病诊断、泪道有无异常，有无感染病史等。

【操作步骤及要点】

操作步骤	要　点
1. 操作者准备　衣帽整洁；洗手，戴口罩；核对医嘱	
2. 用物准备　检查冲洗液的名称、有效期等，一次性物品是否在有效期范围内。	
3. 环境准备　选择光线充足、宽敞的检查室为患者操作，同时避免人员反复走动	
4. 携用物至检查室，查对患者床号、姓名，手术眼别；向患者解泪道冲洗操作目的及配合方法	
5. 先用手指压迫泪囊，排出囊内脓液或黏液	
6. 泪点偏小者，可用泪小点扩张器扩张泪点（图 2-146）	

续表

操作步骤	要　点
7. 用一次性泪道冲洗器抽取生理盐水 5ml 备用，使患者头略向后仰，眼向上注视，操作者用示指、拇指分开上下眼睑，并用拇指固定下眼睑缘，充分暴露下泪点，将冲洗针头垂直插入下泪点 1~2cm（图 2-147），急转 90°，朝内眦部泪管方向水平推进 4~6cm（图 2-148）。将下睑向颞侧拉紧，以免泪小管黏膜皱褶挡住针头，然后注入液体	可有四种不同结果： 1. 冲洗液从前鼻孔流出或经后鼻孔流入咽部，患者可自觉有液体流入鼻腔或咽喉部。表示泪道通畅；若只有少量溶液流入咽部，大部分从上下泪小点反流，表示泪道狭窄 2. 冲洗液从上下泪小点反流，表示泪囊出口堵塞或泪总管堵塞 3. 冲洗液从下泪点反流，表示下泪小点堵塞，此时，冲洗阻力较大 4. 眼睑肿胀，表示冲洗液自假泪道进入眼睑皮下组织内，应立即停止注射
10. 整理用物	

【健康教育】

1. 告知患者泪道冲洗的目的。

2. 告知患者泪道冲洗过程中如有不适及时告知护士。

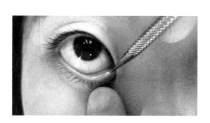

图 2-146　扩张泪点

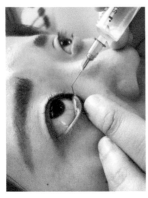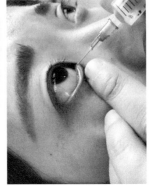

图 2-147　插入针头　　　　图 2-148　泪道冲洗

四、剪鼻毛

【目的】

鼻部手术前常规准备，清洁术野，预防感染。

【用物准备】

消毒弯盘、弯头小剪刀、棉签、金霉素眼膏、纱布、额镜。

【评估】

患者的病情、年龄、意识状态、合作程度、自理能力、心理反应，鼻腔情况。

【操作步骤及要点】

操作步骤	要　点
1．准备 （1）操作者：六步洗手法洗手，戴口罩 （2）环境：清洁，整齐 （3）用物准备	用物准备齐全

续表

操作步骤	要　点
2. 协助患者取坐位，擤净鼻涕，头稍后仰，固定（图 2-149）	正确体位
3. 戴额镜检查鼻前庭及鼻腔情况，进一步清洁鼻腔	清洁鼻腔
4. 将金霉素眼膏用棉签均匀涂在剪刀两叶	
5. 右手持剪刀，左手持纱布固定鼻部	体位固定，避免头部晃动
6. 剪刀弯头朝向鼻腔，剪刀贴住鼻毛根部，将鼻前庭四周鼻毛剪下（图 2-150）	动作轻柔，勿伤及鼻黏膜引起出血
7. 检查鼻毛有无残留，用棉签或纱布清洁落在鼻前庭的鼻毛	鼻毛修剪干净 操作过程中注意患者面部表情变化，指导患者配合操作
8. 协助患者舒适卧位	
9. 整理物品，垃圾分类处理	
10. 六步洗手法洗手，记录	

【健康教育】

1. 操作前进行全面详细的宣教，向患者讲解操作的目的及意义。

2. 操作过程中嘱患者避免头部晃动，避免打喷嚏、咳嗽等，如有不适及时告知护士。

3. 操作过程中，指导患者尽量张口呼吸。

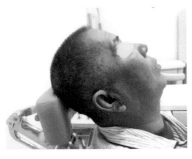

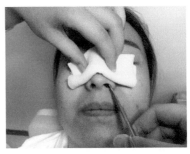

图 2-149　剪鼻毛　　　　　　图 2-150　剪鼻毛

五、气管切开伤口换药

【目的】

①观察颈部伤口恢复情况；②清除伤口周围分泌物，保持伤口清洁干燥，减少分泌物对伤口周围的刺激及细菌感染，促进愈合；③增加患者舒适度。

【用物准备】

换药包（内含换药碗、弯盘、止血钳、弯头止血钳各一）、无菌纱球、75% 酒精、0.9% 氯化钠溶液、无菌剪口方纱、胶布、快速手消毒液。

【评估】

患者的病情、合作程度、气道情况（是否有痰液，痰液的性状、黏稠度、颜色、量）。

【操作步骤及要点】

操作步骤	要　点
1. 准备	
（1）操作者：六步洗手法洗手，戴口罩	

续表

操作步骤	要　点
（2）环境：清洁，整齐 （3）用物准备	用物准备齐全
2. 协助患者摆好体位，充分暴露颈部伤口处	坐位或仰卧位
3. 按需吸痰，为患者吸净口、鼻、气切处分泌物后，取出气切伤口处敷料	充分吸净分泌物。取下敷料时观察敷料上分泌物的颜色、性状、量，若发现异常，及时通知医生，必要时进行分泌物细菌培养和药敏试验
4. 六步洗手法洗手	
5. 使用 0.9% 氯化钠溶液纱球依次清洁伤口、套管及套管底座周围分泌物，一手持止血钳，位置在上，夹取 1 块纱球，另一手持弯头止血钳，位置在下，共同拧干纱球，使用弯头止血钳夹住拧干纱球清洁分泌物（图 2-151）	无菌操作，不跨越无菌区，纱球干湿适宜，止血钳始终接触无菌纱球，位置在上，弯头止血钳用于伤口清洁，位置在下，弯头止血钳要夹在纱球内侧，避免损伤患者
6. 使用 75% 酒精纱球依次消毒伤口周围及套管底座，一手持止血钳，位置在上，夹取 1 块纱球，另一手持弯头止血钳，位置在下，共同拧干纱球，使用弯头止血钳夹住拧干纱球进行消毒。消毒顺序：清洁伤口由内向外擦拭消毒，感染伤口由外向内擦拭消毒	无菌操作，不跨越无菌区，纱球干湿适宜，止血钳始终接触无菌纱球，位置在上，弯头止血钳用于伤口清洁，位置在下，弯头止血钳要夹在纱球内侧，避免损伤患者。消毒区域不要有空隙，消毒范围要大于伤口敷料范围
7. 用止血钳夹取无菌剪口方纱，置于气切伤口处，并用胶布固定（图 2-152）	动作轻柔，避免牵拉气管套管，引起患者咳嗽

操作步骤	要　点
8. 检查患者气管套管是否妥善固定，绳结有无松动，绳结松紧度是否适宜	操作过程中观察患者面部表情变化，指导患者配合操作，绳结松紧度以能伸进一手指为宜
9. 协助患者取舒适卧位，整理床单位	
10. 整理用物，垃圾分类	耐药菌或特殊菌群感染的患者操作在最后进行，其伤口敷料、分泌物使用双层黄色垃圾袋包装，使用过的器械双层黄色垃圾袋包装，双蒸处理
11. 六步洗手法洗手	

【健康教育】

1. 因气管切开患者交流不便，操作前使用书写等方法进行全面详细的宣教，向患者讲解操作的目的及意义。

2. 操作过程中如患者出现不适或需要吸痰，请及时告知护士，及时处理。

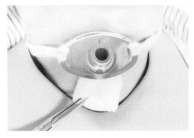　　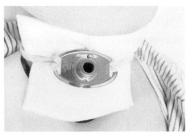

　　图 2-151　清洁伤口　　　　　　图 2-152　敷料固定

六、气管套管消毒

【目的】

①清除套管内附着的痰液和痂皮，防止堵塞套管，保持呼吸道通畅；②防止痰液积聚，预防呼吸道感染。

【用物准备】

毛刷、3% 过氧化氢溶液、0.9% 氯化钠溶液、PVC 手套。

【评估】

患者的病情、合作程度、气管套管内痰液状况（颜色、性状、量）。

【操作步骤及要点】

操作步骤	要　点
1. 准备 （1）操作者：六步洗手法洗手，戴口罩 （2）环境：清洁，整齐 （3）用物准备	用物准备齐全
2. 为患者吸净气管套管内分泌物后，戴手套，取出内套管	取内套管时，充分暴露患者颈部，一手固定外套管底板，一手顺其弧度取出内套管
3. 将取出的内套管放入 3% 过氧化氢溶液 100ml 中浸泡 5~10 分钟	
4. 将毛刷根据套管的弯曲度折成弯形，将套管在流动清水下边刷边冲洗，将管内外分泌物清洁干净（图 2-153）	清洗后将管口对照亮光处检查管内壁是否洁净
5. 将清洁干净的内套管放入 3% 过氧化氢溶液 100ml 中浸泡 15 分钟（图 2-154）	

操作步骤	要　点
6. 用 0.9% 氯化钠溶液将浸泡后的内套管冲洗干净	
7. 为患者佩戴内套管并固定	戴管时，一手固定外套管底板，一手缓慢送入内套管，动作轻柔，固定牢固，同时注意观察患者反应
8. 将使用过的毛刷放入 3% 过氧化氢溶液 100ml 中浸泡 10 分钟（图 2-155）	
9. 用 0.9% 氯化钠溶液将浸泡后的毛刷冲洗干净，分别放置保存，晾干，备用	不同患者的毛刷分别标记床号、姓名，单独使用整个操作过程控制在 30 分钟内
10. 整理物品，垃圾分类处理	
11. 六步洗手法洗手	

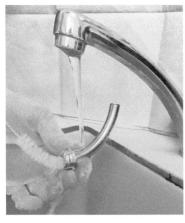

图 2-153　清洁内套管

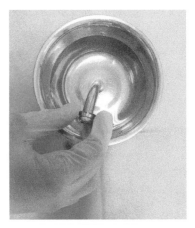

图 2-154　浸泡消毒内套管

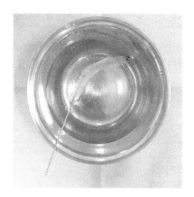

图 2-155　浸泡消毒毛刷

【健康教育】

1. 操作前进行全面详细的宣教，向患者讲解操作的目的及意义。

2. 操作过程中嘱患者如有痰液，及时通知护士吸净痰液，避免外套管内分泌物结痂，内套管不易再放入。

3. 每日消毒内套管 2 次。如痰液较多堵塞内套管，则随时清洗消毒。

第七节　皮肤科技术操作

一、涂药法

【目的】

①遵医嘱用药，达到减轻皮损的各类症状；②减轻皮损的

瘙痒、疼痛等不适症状。

【用物准备】

治疗车、无菌棉棍、无菌纱布、医嘱用药、一次性PE手套、医嘱执行单。

【评估】

①评估患者一般状况：包括病情、年龄、意识状态、合作程度、皮损面积及部位等；②评估环境是否整洁、安全、安静，必要时可采取适当遮蔽。

【操作步骤及要点】

操作步骤	要　点
1. 护士六步洗手法洗手，戴口罩	
2. 核对医嘱，准备用物。检查无菌物品的有效期；外用药剂的名称、浓度、有效期等	
3. 携用物至床旁，核对患者床号、姓名，向患者解释药物的作用及涂药目的、方法及配合要点等，取得患者的理解与配合	
4. 调节室温，关门窗，拉窗帘或屏风，注意遮挡、保护患者隐私	
5. 患者采取舒适体位，脱去病号服，暴露涂药部位	
6. 戴一次性PE手套，将外用药挤出适量在手套上，将药物轻轻涂抹在皮损上，并适度揉搓，面积小的部位可用棉棒涂抹(图2-156)	同时使用两种以上药物时，先涂水剂再涂膏剂；若两种均为膏剂，则先涂激素类药膏
7. 协助患者取舒适体位，穿好衣裤、处理用物	注意观察患者涂药后的皮损变化及不适主诉
8. 六步洗手法洗手，记录	

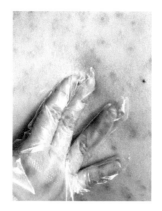

图 2-156 搓揉上药

【健康教育】

1. 告知患者涂药法的目的、注意事项及配合要点。

2. 告知患者所用药物的作用。

3. 告知患者如有不适及时告诉护士。

二、局部封包法

【目的】

①增强皮损局部对药物的吸收；②延长药物的作用时间；③减轻皮肤瘙痒等症状。

【用物准备】

治疗车、无菌棉棍、无菌纱布、封包用药、一次性 PE 手套、塑料薄膜、胶布、医嘱执行单。

【评估】

①评估患者一般状况：包括病情、年龄、意识状态、合作程度、皮损面积及部位等；②评估环境是否整洁、安全、安静，必要时可采取适当遮蔽。

【操作步骤及要点】

操作步骤	要　点
1．护士六步洗手法洗手，戴口罩	
2．核对医嘱，准备用物。检查无菌物品的有效期；封包药物的名称、浓度、有效期等	
3．携用物至床旁，核对患者床号、姓名，向患者解释药物的作用及局部封包的目的、方法及配合要点等，取得患者的理解与配合	
4．调节室温，关门窗，拉窗帘或屏风，注意遮挡、保护患者	
5．患者采取舒适体位，脱去病号服，暴露封包部位	
6．将药物厚涂于局部，用塑料薄膜紧密覆盖，胶布固定（图2-157）	封包宜在睡前进行，第二天早晨除掉封膜。激素类药膏适宜封包2小时
7．手部封包可直接戴一次性 PE 手套	注意观察患者封包后的皮损变化及不适主诉
8．封包完毕后协助患者取舒适体位，穿好衣裤、处理用物	
9．六步洗手法洗手，记录	

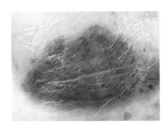

图 2-157　局部封包

【健康教育】

1．告知患者局部封包的目的、注意事项及配合要点。

2．告知患者封包药物的作用。

3．告知患者如有不适及时告诉护士。

三、抽吸疱液法

【目的】

①减轻水疱压力；②防止继发感染；③减轻皮肤瘙痒。

【用物准备】

治疗车、一次性注射器、酒精、无菌棉棒、无菌纱布、一次性 PE 手套、医嘱执行单。

【评估】

①评估患者一般状况：包括病情、年龄、意识状态、合作程度、皮损面积及部位等；②评估环境是否整洁、安全、安静，必要时可采取适当遮蔽。

【操作步骤及要点】

操作步骤	要　点
1．护士六步洗手法洗手，戴口罩	
2．核对医嘱，准备用物。检查无菌物品的有效期	
3．携用物至床旁，核对患者床号、姓名，向患者解释抽吸疱液的目的、方法及配合要点等，取得患者的理解与配合	
4．调节室温，关门窗，拉窗帘或屏风，注意遮挡、保护患者	

操作步骤	要　点
5. 患者采取舒适体位，脱去病号服，暴露水疱部位	
6. 用酒精擦拭水疱及周边皮肤，再用一次性注射器沿水疱边缘刺穿水疱并抽吸疱液（图2-158）	进针方向平行于皮肤表面，并从下至上，利于疱液引流；如有疱液流出及时用纱布沾干
7. 逐个抽吸所有水疱，太小的水疱不用抽吸，让其自行吸收	注意观察患者抽吸疱液后的水疱变化及不适主诉
8. 操作完毕后协助患者取舒适体位，穿好衣裤、处理用物	尽量保持疱壁完整
9. 六步洗手法洗手，记录	

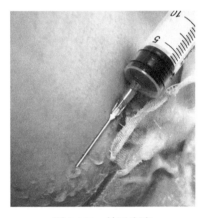

图 2-158　抽吸疱液

【健康教育】

1. 告知患者抽吸疱液的目的、注意事项及配合要点。

2. 告知患者如有不适及时告诉护士。

四、冷湿敷

【目的】

①清洁、消炎有渗出的急性期皮损；②收敛肿胀，如血管性水肿、包皮水肿、静脉注射液外漏所致的肿胀等；③减轻皮肤瘙痒。

【用物准备】

治疗车、一次性换药盘、无菌纱布、按医嘱备好冷湿敷药液、一次性 PE 手套、毛巾垫、医嘱执行单。

【评估】

①评估患者一般状况：包括病情、年龄、意识状态、合作程度、皮损面积及部位等；②评估环境是否整洁、安全、安静，必要时可采取适当遮蔽。

【操作步骤及要点】

操作步骤	要　点
1. 护士六步洗手法洗手，戴口罩	
2. 核对医嘱，准备用物。检查无菌物品的有效期；冷湿敷药物的名称、浓度、有效期和用药时间等	
3. 携用物至床旁，核对患者床号、姓名，向患者解释冷湿敷药物的作用；冷湿敷的目的、方法及配合要点等，取得患者的理解与配合	
4. 调节室温，关门窗，拉窗帘或屏风，注意遮挡、保护患者	

续表

操作步骤	要　点
5．患者采取舒适体位，脱去病号服，暴露湿敷部位，下方垫毛巾垫	
6．在一次性换药盘内倒入适量冷湿敷药液，戴手套，取无菌纱布浸于湿敷药液中，稍加拧干至不滴水为宜（图2-159），紧密敷于患处（图2-160）	冷湿敷用的纱布应有6~8层。面积不能超过患者全身总面积的1/3，并注意避开腹部、后颈部；头面部湿敷注意保护眼睛
7．每隔10~15分钟将湿敷的纱布浸在湿敷溶液中，拧干后再紧密敷于患处，重复2~3次，一次冷湿敷需持续30~45分钟	冷湿敷过程中注意将呼叫器置于患者手边 注意观察患者湿敷后的皮损变化及不适主诉
8．冷湿敷完毕撤去纱布、毛巾垫，协助患者取舒适体位，穿好衣裤、处理用物	
9．六步洗手法洗手，记录	

【健康教育】

1．告知患者冷湿敷的目的、注意事项及配合要点。

2．告知患者冷湿敷药物的作用。

3．告知患者如有不适及时告诉护士。

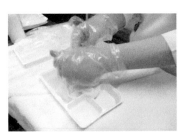 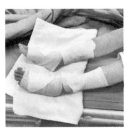

图 2-159　拧干纱布　　　　图 2-160　冷湿敷

五、疱病清创术

【目的】

①去除患者创面的分泌物、结痂或既往药物，为进一步用药做准备；②预防感染，促进创面愈合。

【用物准备】

治疗车、换药包、无菌棉球、按医嘱备好清创用药物放置在无菌盘内、无菌手套、无菌纱布、医嘱执行单。

【评估】

①评估患者一般状况：包括病情、年龄、意识状态、合作程度、皮损面积及部位等；②评估环境是否整洁、安全、安静，必要时可采取适当遮蔽。

【操作步骤及要点】

操作步骤	要　点
1. 护士六步洗手法洗手，戴口罩	
2. 核对医嘱，准备用物。检查无菌物品的有效期；清创用药物的名称、浓度、剂量、有效期和用药时间等	清创药液现用现配，开启后注明日期和时间，24 小时内有效。铺好的无菌盘有效期为 4 小时
3. 携用物至床旁，核对患者床号、姓名，向患者解释疱病清创术药物的作用以及疱病清创术的目的、方法、配合要点等，取得患者的理解与配合	
4. 调节室温，关门窗，拉窗帘或屏风，注意遮挡、保护患者	

操作步骤	要　点
5. 患者采取舒适体位（站位或坐位），脱去病号服，暴露创面	
6. 将无菌手套戴于双手，用无菌齿镊取浸有清创药液的消毒棉球，稍加拧干至不流水为宜，以螺旋方式擦拭患处（图 2-161）	疱病清创术的顺序应从病损中心到四周，从高到低
7. 清创完毕后，用无菌纱布吸去多余药液	注意观察患者皮损发展情况及用药后的效果
8. 操作完毕协助患者取舒适、安全体位，穿好衣裤、处理用物	
9. 六步洗手法洗手，记录	

【健康教育】

1. 告知患者疱病清创术的目的、注意事项及配合要点。

2. 告知患者疱病清创术药物的作用。

3. 告知患者如有不适及时告诉护士。

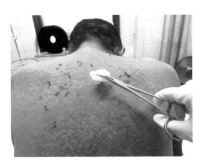

图 2-161　疱病清创术

六、药浴法

【目的】

①清洁皮损表面的皮屑、结痂、分泌物等，防止或治疗感染；②减轻皮肤瘙痒。

【用物准备】

无菌纱布（毛巾）、外用药剂、一次塑料浴袋、清洁的浴缸、医嘱执行单。

【评估】

①评估患者一般状况：包括病情、年龄、意识状态、合作程度、皮损面积及部位等；②评估环境是否整洁、安全、安静，必要时可采取适当遮蔽。

【操作步骤及要点】

操作步骤	要　点
1．护士六步洗手法洗手，戴口罩	
2．核对医嘱，准备用物。检查无菌物品的有效期；外用药剂的名称、浓度、有效期和用药时间等	
3．核对患者床号、姓名，向患者解释外用药剂的作用；药浴的目的、方法及配合要点等，取得患者的理解与配合	每次药浴时间为 15～20 分钟，宜在餐后 1 小时左右进行 体弱及严重心血管疾病者不宜进行热水浴；根据患者病情及自理能力，必要时陪护一人以保证患者安全
4．调节室温，关门窗，拉窗帘或屏风，注意遮挡、保护患者	

操作步骤	要 点
5. 将一次性药浴袋套在浴缸上，根据医嘱将外用药剂溶于温水中	注意外用药剂与温水的比例；淀粉应先在冷水中溶解后再注入温水；水温在 40℃左右
6. 将患者带领到药浴室，介绍设备的使用方法	
7. 让患者脱去所有衣服，将全身皮损充分浸泡在溶液中，用纱布（毛巾）轻轻擦拭皮损	药浴期间将呼叫器放置患者手边，注意多巡视
8. 药浴结束后，协助患者穿好衣裤、处理用物	药浴后不能清水冲洗
9. 六步洗手法洗手，记录	注意观察患者药浴后的皮损变化及不适主诉

【健康教育】

1. 告知患者药浴的目的、注意事项及配合要点。

2. 告知患者药浴药物的作用。

3. 告知患者如有不适及时告诉护士。

第三章

常见急救监护护理
技术与操作

第一节　常见急症的护理

一、休克的护理

【目的】

为尽早去除病因，迅速恢复有效循环血量，纠正微循环障碍，增强心肌功能，恢复人体正常代谢。

【用物准备】

治疗车、治疗盘、安尔碘、无菌棉签、输液器、套管针、止血带、胶布、口咽通气道、吸氧管或氧气面罩、气管插管用物、约束带、导尿包、医用垃圾及生活垃圾袋、免洗手消毒液。

【评估】

①患者的意识状态；②密切观察生命体征及气道通畅度；③尿量；④皮肤的色泽及温度。

【操作步骤及要点】

操作步骤	要　点
1. 心电监护，密切观察生命体征的变化	
2. 密切观察患者意识状态	
3. 补充血容量，维持体液平衡 （1）建立静脉通路	必要时建立两条外周静脉通路或行深静脉置管

操作步骤	要　点
（2）合理补液 （3）记录出入量	先输入晶体液后输胶体液；必要时监测中心静脉压；意识不清时给予导尿
4. 改善组织灌注，促进气体正常交换 （1）取休克卧位，仰卧中凹位 （2）做好用药护理，防止药液外渗 （3）迅速清理呼吸道分泌物，维持呼吸道通畅，避免误吸、窒息 （4）面罩给氧，必要时行呼吸机辅助呼吸，清醒患者鼓励其深呼吸、有效咳嗽	头和躯干抬高 20º～30º，下肢抬高 15º～20º。心源性休克伴有心力衰竭时取半卧位 意识不清的患者要头偏向一侧，必要时放置口咽通气道
5. 注意保暖，高热者给予物理降温	
6. 准备好抢救药品和物品	药品包括强心剂、纠酸药物、升压药、呼吸兴奋剂等；物品包括吸氧装置、简易呼吸器、呼吸机、气管插管等
7. 预防皮肤损伤和意外受伤 （1）病情允许时定时翻身，骨隆突处给予保护，预防压疮 （2）做好口腔、皮肤和管道的护理 （3）意识不清、烦躁者，应加强安全措施	必要时给予约束
8. 积极处理原发病	完善相关检查
9. 保持环境安静，空气新鲜、室内温湿度适宜	
10. 安慰患者，缓解患者紧张、恐惧的心理，使患者积极配合治疗	

【健康教育】

告知患者如出现头晕、黑蒙等休克前期症状，及时就医。

二、心脏骤停的护理

【目的】

通过实施基本生命支持技术，建立患者的有效循环、呼吸功能，保证其重要脏器的血液和氧气供应，尽快恢复其心搏、呼吸和大脑功能。

【用物准备】

简易呼吸器、氧气面罩、手电筒、手消毒液、胸外按压板、脚凳。

【评估】

①患者意识是否丧失；②患者有无自主呼吸或濒死喘息；③大动脉搏动是否消失；④患者面色、瞳孔大小及反射情况。

【操作步骤及要点】

操作步骤	要　点
1．现场急救 （1）胸外心脏按压（图3-1） 1）将患者置于复苏体位，去枕平卧于硬板或地上，头、颈、躯干平直无弯曲，双手放于躯干两侧，解开领口和腰带 2）按压频率：100～120次/分 3）按压深度：5～6cm	如果院外发生心脏骤停，就地立即抢救，同时让周围人帮忙打急救电话 按压时双臂绷直，掌根部紧贴并垂直于胸部，松时手掌离开胸壁；尽量减少按压中断（中断时间小于10秒）；用力均匀，深度适当 5个周期（大约2分钟）交换按压角色，且用时不超过5秒

操作步骤	要　点
4）按压与呼吸之比：30∶2 5）尽早除颤 （2）开放气道 1）清除口咽部分泌物 2）取下活动义齿和异物 3）打开气道：①仰头举颏法（无颈椎损伤）；②双手托下颌法（可疑有颈椎损伤） （3）人工呼吸 1）打开气道后（图3-2），立即施行人工通气 2）建立高级气道，行机械通气 （4）建立静脉通路，按医嘱用药 （5）评估：复苏的有效指征	发生心室颤动的患者应立即给予电除颤（150～200J） 有效通气的指标是可视的胸廓起伏，避免过度通气 高级气道包括喉罩、气管插管、气管切开、环甲膜穿刺等
2．复苏后的护理 （1）立即做心电检查，密切观察心电图的动态变化 （2）自主呼吸未恢复者应用呼吸机，维持呼吸功能 （3）头部置冰帽及冰袋，行亚低温治疗 （4）保留导尿管，准确记录出入量 （5）密切监测生命体征变化，做好气管插管的护理 （6）加强基础护理，预防压疮 （7）保证能量摄入，昏迷患者应按医嘱给予鼻饲或胃肠外营养 （8）完善相关化验检查	亚低温治疗有利于保护脑组织，降低脑细胞氧耗量

【健康教育】

告知患者如有原发病者应及时就诊，去除各种诱发因素。

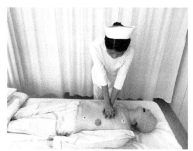 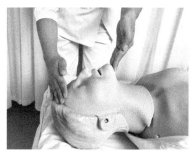

图 3-1　胸外按压　　　　　　图 3-2　打开气道

三、急性中毒的护理

【目的】

①立即终止接触毒物；②维持基本生命；③清除毒物；④促进已吸收毒物排出。

【用物准备】

催吐、灌肠、洗胃以及特效解救药物。

【评估】

①病史：确定患者服用毒物的种类、途径，服用毒物的剂量和接触时间，呕吐物的性状，特殊气味，生活、职业及精神状况以及发病的地点和经过；②评估生命体征的变化：注意呕吐物及排泄物的颜色、气味，有无肌肉颤动及痉挛；③观察患者洗胃、灌肠、催吐、用药后的生命体征变化，准确记录出入量，了解肾功能、肝功能情况。

【操作步骤及要点】

操作步骤	要 点
1. 一般护理措施应卧床休息，昏迷患者头偏向一侧防止误吸，注意保暖。病情平稳后，予以流食或半流食饮食	催吐禁忌：①服强酸、强碱中毒者；②已发生昏迷、抽搐、惊厥者；③患严重心脏、食管静脉曲张和溃疡病者；④孕妇应慎用
2. 严密生命体征监测、及时记录病情变化，准确记录出入量，注意呕吐物、排泄物的性状、颜色、气味、量的观察。对意识障碍的先按常规救治，对有意服毒者注意心理辅导、防范意外发生	洗胃：清醒者，越快越好，应在6小时内，但神志不清、惊厥抽动、休克、昏迷者忌用 灌肠：清洗肠内毒物，防止吸收
3. 洗胃患者，宜取左侧卧位，洗胃液控制在 35～37℃，先抽吸胃内容物后在注入洗胃液，每次 300ml 左右，持续胃肠负压引流	
4. 加强基础护理，防止压疮，感染等并发症	
5. 心理护理了解患者的工作学习情况，有针对性地对其进行心理疏导，鼓励患者学习应对压力的方法，并做好家属思想工作，多予患者感情支持。患者应有专人看护，防止患者再次自杀	

【健康教育】

1. 培养正确的饮食观念，尽量少食或不食用腌制菜、变质食物。

2. 普及防毒知识如冬天防止煤气中毒、喷洒农药的防护及方法、预防中毒及自救防护知识等。

四、急性创伤的护理

【目的】

①抢救生命，如控制致命性大出血、纠正休克、维持呼吸道通畅等；②正确有序地处理各部位损伤；③尽可能保留重要器官的功能，预防并发症，按外科处理原则进行修补与切除。

【用物准备】

治疗车、治疗盘、输液器、套管针、生理盐水，绷带、胶布、缝合包、碘伏、酒精、缝线、固定板，免洗手消毒液、医用垃圾桶、生活垃圾桶。

【评估】

①评估生命体征等末梢循环情况；②受伤的原因、致伤种类、受伤部位等，损伤程度及性质；③气道是否通畅、呼吸情况；④意识状态；⑤四肢有无活动性出血，胸腹部是否存在伤口、有无闭合性内脏器官损伤；⑥有无致命伤损伤；⑦完善实验室检查；⑧心理及社会支持状况。

【操作步骤及要点】

操作步骤	要　点
1. 立即给予持续心电监护；密切观察并记录病情及生命体征，创面出血情况	留置导尿以观察并记录尿量、尿色等 备齐抢救仪器设备及药品，积极配合医生进行抢救
2. 及时清理呼吸道分泌物，保持通畅	

操作步骤	要　点
3. 迅速建立两条有效的外周静脉通路或中心静脉通路，监测中心静脉压，必要时给予输血，尽快恢复有效循环血量	
4. 查找失血原因，控制活动性出血，应在抗休克的同时做好术前准备	如怀疑是内出血引起的休克，应在抗休克的同时紧急手术
5. 保持各引流管通畅，注意引流液颜色、性质及量，准确记录出入量	
6. 遵医嘱应用镇痛剂，缓解患者疼痛	
7. 清醒患者及时给予沟通交流、合理解释病情，取得患者及家属的信任	
8. 各器官损伤的急救护理 （1）颅脑损伤：应注意观察生命体征的变化，给予静脉快速输入20%甘露醇、地塞米松。颅内血肿要迅速做好术前准备 （2）血气胸：应尽快配合医生放置胸腔闭式引流；张力性气胸应迅速在锁骨中线第2肋间行粗针头穿刺减压；开放性气胸应立即用无菌敷料闭合胸壁创面，对有反常呼吸的患者，用棉垫加压固定胸壁 （3）腹部损伤：配合医生行腹腔穿刺、床旁B超、腹部CT；准备行剖腹探查术的患者积极做好术前准备 （4）骨关节损伤：妥善包扎，做好术前准备	

【健康教育】

1. 嘱患者出现脑脊液耳漏、鼻漏，不能用棉球堵塞。

2．嘱留置胸腔闭式引流的患者进行有效的腹式呼吸或深呼吸。

3．告知患者如有任何不适，随时告诉医务人员。

五、机械通气的护理

【目的】

安全、有效地使用呼吸机，预防机械通气的并发症。

【用物准备】

经过清洁、消毒且功能完好的呼吸机及供氧设备、吸痰管、生理盐水、听诊器。

【评估】

①做好必要的解释和沟通，如让患者了解呼吸机治疗可以帮助其渡过难关；②向患者讲明如何配合机械通气，逐渐适应人工气道和机械通气引起的不适，并提高通气效果。

【操作步骤及要点】

操作步骤	要　点
1．完全有效地使用机械通气系统	使用呼吸机安全、有效，预防并发症的发生。常见的并发症为通气过度和通气不足、低血压、气压伤（气胸、纵隔气肿）、感染、消化道并发症、腹部胀气、营养不良和呼吸机依赖等
2．保证气源，包括氧气及空气	

续表

操作步骤	要　点
3．保证呼吸机各管道通畅、连接紧密，不漏气、不扭曲、不阻塞。用支撑架妥善固定好呼吸机管道，以减少气管导管的移动或牵拉，使贮水器处于管道的最低点（图 3-3），及时倒弃贮水器的冷凝积水，避免污染的水倒流至湿化器	保持呼吸道通畅，严格掌握无菌操作技术及吸痰技巧
4．检查湿化器中蒸馏水的量及温度，及时给予调整。湿化器中的过滤纸及时更换，机器上的过滤网经常清洗，呼吸机上的管道、接头应每隔 48 小时消毒 1 次	
5．熟悉呼吸机的特点和性能，正确分析各种警报的原因及时处理。若报警一时不能迅速解除，而患者情况危急，应将呼吸机与患者分离，用手法挤压皮囊通气。待患者稳定后再寻找报警原因	掌握非语言交流技巧，清醒患者能做有效深呼吸运动和有效吸痰　急救物品、药品准备充分，患者发生意外时抢救及时
6．做好呼吸机的消毒和保养工作，减少交叉感染，延长呼吸机的寿命	
7．保证面罩、气管插管、气管切开套管与呼吸机管道连接紧密，管道通畅	

【健康教育】

1．告知患者及家属预防呼吸道感染，采取有效的方法应付焦虑，配合呼吸机治疗。

2．教会患者用非语言方式（如手势、书写板等）表达其要求。

3．支持家人及关系密切者的探访，以满足双方对安全、爱、

334

归宿等层次的需求，缓解焦虑、恐惧等心理反应。

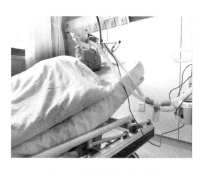

图 3-3　机械通气的护理

六、人工气道的护理

【目的】

①上呼吸道梗阻；②保护呼吸道的防误吸；③作为吸除呼吸道内积聚分泌物与痰液的通道；④呼吸功能不全或衰竭需要机械通气者。

【用物准备】

经过清洁、消毒并功能完好的呼吸机及供氧设备、吸痰管、生理盐水、听诊器。

【评估】

①做好必要的解释和沟通，如让患者了解呼吸机治疗可以帮助其渡过难关；②向患者讲明如何配合机械通气，逐渐适应人工气道和机械通气引起的不适，并提高通气效果；③护士会随时提供帮助、有充分的医护人员为其服务等必要的保证也向患者一一阐明。

【操作步骤及要点】

操作步骤	要　点
1. 气管插管的护理　①口腔护理；②牙垫的护理；③导管的固定（图 3-4）	
2. 气管切开的护理 （1）明显减少解剖无效腔，减少呼吸功能的消耗 （2）管腔短，口径大，便于吸除气道内分泌物，便于插入支气管镜 （3）不影响吞咽功能，患者可自由进食，易被患者接受，可长期保留或终身带管	护理分为创面的护理、套管的护理、套管的固定、吸引与口腔护理
3. 气囊的护理应 2~3 小时放气 1 次，时间 5~10 分钟，每次重启不可过于饱满，以阻止气体漏出即可	
4. 气道的湿化	湿化液的选择：无菌蒸馏水；碳酸氢钠 温湿度：温度 32~37℃，相对湿度 95%~100%。湿化液的量和速度：成人以 200ml/d 为最低湿化量
5. 分泌物吸引 吸痰引起的并发症： （1）缺氧：吸痰时将分泌物吸出的同时肺泡塌陷，从而导致缺氧的发生 （2）心律不齐：缺氧，迷走神经反射 （3）感染 （4）吸痰管阻塞支气管，导致肺扩张不全，缺氧	并发症的预防： （1）吸痰前后应间隔，应供应纯氧 （2）每次吸痰时间勿大于 15 秒，两次间隔不得少于 3 分钟 （3）吸痰过程中呼吸频率明显减慢或血氧饱和度下降至 90%，则立即停止吸痰，给予高浓度氧气吸入，并进一步观察病情

【健康教育】

1. 拔管后嘱患者安静休息，避免多说话。

2. 嘱患者有无声音嘶哑、喝水呛咳、吸气性困难等，及时告知医务人员。

3. 鼓励患者咳嗽、排痰、定时变换体位、拍背、雾化吸入、做深呼吸，必要时给予鼻导管吸痰。

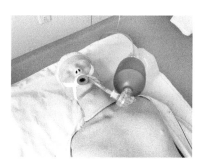

图 3-4　人工气道的护理

第二节　监护及急救技术

一、洗胃技术

【目的】

①清除胃内积血，以免引起肝病患者发生肝昏迷；②误食毒物时，减少消化道对毒素的吸收；③注入低温溶液使胃血管收缩，达到止血效果。

【用物准备】

自动洗胃机 1 台、洗胃桶 2 个、洗胃连接管、弯盘（内备：洗胃管、纱布、管夹、液状石蜡）、胶布、治疗巾或毛巾、灌洗溶液，必要时备压舌板、开口器等。

【评估】

①患者床号、姓名、神志、病情、合作程度等；②患者服用毒物的名称、剂量及时间；③患者口鼻腔皮肤及黏膜有无损伤、炎症；④病室环境，安全整洁。

【操作步骤及要点】

操作步骤	要　点
1. 护士六步洗手法洗手，戴口罩	
2. 准备用物；检查洗胃机，安装储液瓶	
3. 携用物至患者床旁，核对患者后解释洗胃的目的及配合方法	吞服强酸、强碱等腐蚀性毒物患者，切忌洗胃
4. 将灌洗溶液倒入洗胃机储液瓶，接通电源，调整旋钮指向"回抽"状态	洗胃液温度 25~38℃，量 10~20L
5. 协助患者取左侧卧位，治疗巾铺于患者颈部，弯盘置于口角旁，躁动患者，给予适当的约束（图 3-5）	患者若有活动义齿应先取下
6. 将进液管、接胃管、排液管分别与洗胃机各相应管口连接（图 3-6）	
7. 按留置胃管法插入胃管，确认在胃内后予以胶布固定，与接胃管连接	缓解摩擦，减轻痛苦 必要时留取标本送检
8. 将旋钮调制"洗胃"状态，向胃内灌入 300~500ml 灌洗溶液	一次最多不超过 500ml

续表

操作步骤	要　点
9. 在"回抽"状态下，将灌洗溶液全部抽出	
10. 重复"洗胃""回抽"操作，至灌洗出的液体澄清无味	过程中，观察患者生命体征、神志、呛咳及洗出液的气味、颜色、量等情况，如有呛咳应停止催吐，稍休息如出现休克或灌洗出血性液体应立即停止洗胃，并通知医生
11. 洗胃完毕，反折胃管拔出	
12. 协助患者漱口，必要时更换衣物，摆好舒适体位休息	
13. 分类处理用物，清洗自动洗胃机及管路	洗胃机管路及储液瓶浸泡消毒，洗胃管置于医用垃圾中
14. 六步洗手法洗手、记录	

【健康教育】

　　告知患者洗胃过程中及洗胃完成后如有不适及时告诉护士，如腹痛、恶心、呕吐等。

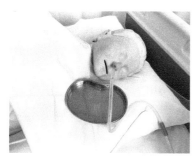

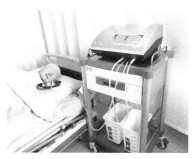

图 3-5　洗胃技术　　　　　图 3-6　洗胃技术

二、心电图检查术

【目的】

①记录心脏搏动的电位变化，以判断心脏的状态；②用于心律失常、心肌梗死、心绞痛等心脏疾病的诊断依据；③用于电解质紊乱、药物不良反应的判断依据。

【用物准备】

心电图机、心电图记录纸、酒精棉球、纱布或卫生纸。

【评估】

①患者床号、姓名、神志、病情、合作程度等；②患者双腕部、双踝部及前胸皮肤有无损伤；③病室环境，温度适宜，安全整洁。

【操作步骤及要点】

操作步骤	要 点
1. 护士六步洗手法洗手，戴口罩	
2. 检查心电图机是否完好，携至患者床旁	取得合作
3. 心电图机连接电源	
4. 屏风遮挡，协助患者取舒适体位，暴露双腕部、双踝部及前胸	取下首饰、手表等金属物
5. 双腕部及踝部予酒精擦拭，连接上肢体导联线：左手：LA；右手：RA；左脚：LL；右脚：RL	
6. 胸部导联分别接于正确位置（图 3-7） V$_1$：胸骨右缘第 4 肋间 V$_2$：胸骨右缘第 4 肋间 V$_3$：V$_2$、V$_4$ 连线中点	

续表

操作步骤	要　　点
V_4：左锁骨中线与第 5 肋间交点 V_5：左腋前线与 V_4 平行处 V_6：左腋中线与 V_4 平行处	
7. 打开心电图机开关	嘱患者放松，保持安静状态
8. 分别记录各导联心电图（Ⅰ、Ⅱ、Ⅲ、aVR、aVL、aVF、$V_1 \sim V_6$）	若发现心律失常立即通知医生
9. 移去各导联线	
10. 协助患者穿好衣物，摆好舒适体位，移去屏风	
11. 整理导联线放置整齐，将心电图机放回原地充电	导联线用酒精棉球擦拭消毒
12. 六步洗手法洗手，记录	

【健康教育】

患者要平卧、安静休息，在做心电图的过程中，不要随意乱动，保持正常呼吸。

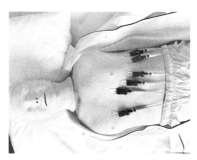

图 3-7　心电图检查术

三、CPR

【目的】

以徒手操作来恢复猝死患者的自主循环、自主呼吸和意识，抢救发生突然、意外死亡的患者。

【用物准备】

简易呼吸器、胸外按压板、吸氧管、手消毒液、手电筒、特护记录单。

【操作步骤及要点】

操作步骤	要　点
1. 评估轻拍患者双肩，高声问："你怎么了？"呼叫医生，计时	如认识可直呼姓名
2. 复苏体位去枕，患者仰卧于硬木板或地上，双手放于躯干两侧	
3. 判断患者颈动脉	判断方法：可用示指及中指指尖先触及气管正中部位，然后向旁滑移2～3cm，在胸锁乳突肌内侧轻轻触摸颈动脉搏动（时间<10秒）
4. 心肺复苏（图3-8） （1）按压时力量垂直作用于胸骨 （2）按压部位：标准体型的人，在胸骨下半部，两乳头连线中点 （3）按压方法：双手掌根重叠，手指不触及胸壁，肩、手臂与胸骨垂直 （4）按压深度：胸骨下陷5～6cm	按压快速、用力；尽可能减少胸外按压的中断；正确按压；尽可能不挪动患者 每次通气可见胸廓起伏，历时1秒以上 转运患者的途中不要停止心肺复苏

续表

操作步骤	要　点
（5）按压频率：100~120次/分（保证每次按压后胸廓回弹） （6）按压与放松比例适当：1∶1（放松时手不能离开胸壁）	
5. 打开气道仰头抬颏	
6. 将简易呼吸器面罩用"EC"手法紧紧扣住口鼻部，挤压气囊2次	
7. 行5个周期的CPR后，检查颈动脉搏动；如无搏动继续行CPR，如此反复进行，直到呼吸、心搏恢复	
8. 整理用物	
9. 六步洗手法洗手，记录	

【健康教育】

告知家属耐心等待，等候医生告知相关信息。

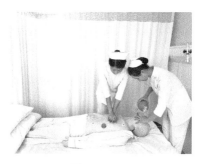

图 3-8　CPR

四、除颤术

【目的】

纠正室性、房性心律失常。

【用物准备】

除颤器、导电糊、手消毒液、特护记录单、纱布、医疗垃圾桶。

【评估】

①了解患者病情状况；②评估患者意识、心电图及是否有室颤波。

【操作步骤及要点】

操作步骤	要　点
1. 检查及调试除颤器，保持完好状态	除颤器随时充电，备用
2. 患者平卧位，背部垫硬板	
3. 通过心电监护观察患者心律变化	无心电监护时，打开除颤器电源，将除颤器电极板一个放置右锁骨下胸骨右侧、一个放置在左乳头左下方，将导联旋钮放在 Paddles 位置上，即可观察到心电情况
4. 打开除颤器电源，根据心电图变化选择"同步"或"非同步"	
5. 将除颤器电极板均匀涂抹导电糊	

续表

操作步骤	要　点
6. 调节除颤所需能量并开始充电	
7. 将一个电极板放置胸骨右缘锁骨下方，另一个放置在左乳头左下方	一般除颤能量选择：单向波 360J；双向波 150～200J
8. 用较大压力尽量使胸壁与电极板密切接触（图 3-9）	电击时任何人不得接触患者及病床，以免触电
9. 两次除颤之间应继续进行抢救	
10. 遵医嘱给予复苏药物及药液	
11. 复苏结束后，整理用物	
12. 充电放置、备用	

【健康教育】

告知家属耐心等待，等候医生告知相关信息。

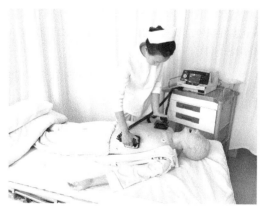

图 3-9　除颤术

五、气管插管配合技术

【目的】

气管插管术是将一特制的气管内导管经声门置入气管的技术。这一技术能为气道通畅、通气供氧、呼吸道吸引和防止误吸等提供最佳条件。

【用物准备】

气管插管及导丝、喉镜及叶片、简易呼吸器及面罩、口咽或牙垫、胶布及寸带、注射器与测压器、吸痰管及负压吸引器、医用垃圾及生活垃圾袋、免洗手消毒液。

【评估】

①患者病情、意识状态及合作程度；②病室环境。

【操作步骤及要点】

操作步骤	要　点
1. 推抢救车至患者床旁，检查所有用物处于完好备用状态	室温 18～22℃ 湿度 50%～70%
2. 安置体位	将患者移至床头，仰卧位
3. 遵医嘱使用镇静药物，必要时使用肌肉松弛剂	
4. 用简易呼吸器给予患者至少 3 分钟以上的纯氧通气	
5. 取下义齿	
6. 及时清除患者口咽部分泌物及痰液，以免影响插管视野	及时吸出口腔及气管内分泌物

续表

操作步骤	要　点
7. 将医生选择好的气管插管、导丝及喉镜、注射器放至床旁配合气管插管（图 3-10）	
8. 密切关注患者的生命体征，尤其是心电监护和血氧饱和度的变化	
9. 可协助医生，手压环状软骨，避免胃内容物反流，充分暴露声门	
10. 随时做好吸引和给药的准备	
11. 插管成功后，协助医生确认插管位置及深度，并充气囊固定（图 3-11）	
12. 放置口咽或牙垫，及时吸痰	抬高床头 30°
13. 用胶布固定气管插管	固定时，不要把气囊管包裹进去；气囊压力维持 $20 \sim 30 cmH_2O$ 为宜
14. 完善后续治疗工作，如准备呼吸机、泵入镇静药、约束等	及时倾倒呼吸机管路内的冷凝水固定时注意保护皮肤
15. 注意生命体征的观察	
16. 设置气管插管深度标识	
17. 收拾用物	
18. 六步洗手法洗手，记录	

【健康教育】

1. 告知患者在气管插管后，请一定不要随意自行拔出管路
2. 告知患者积极配合医务人员将痰液咳出，保持管路通畅。

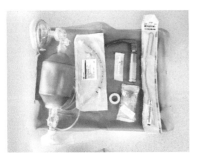
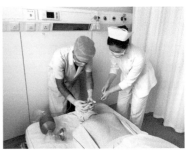

图 3-10　物品准备　　　　图 3-11　气管插管配合技术

六、简易呼吸器的使用

【目的】

①辅助通气，改善缺氧症状；②增加或辅助患者的自主通气；③改善患者气体交换功能；④为临床抢救争取时间。

【用物准备】

简易呼吸器（面罩、单向阀、球体、储气囊、氧气导管）、氧源、口咽通气道、纱布、医用手套。

【评估】

①患者有无自主呼吸、呼吸道是否畅通、有无义齿；②抢救环境是否安全。

【操作步骤及要点】

操作步骤	要　点
1. 携简易呼吸器至患者床旁	
2. 快速清理患者上呼吸道分泌物，去除义齿	避免误吸入呼吸道，引起窒息

操作步骤	要　点
3．将患者仰卧、去枕、松解衣领，头后仰	
4．若有舌后坠可插入口咽通气道，保持呼吸道通畅	口咽通气道放置方法：①直接放置：将通气管的咽弯曲沿舌面顺势送至上咽部，将舌根与口咽后壁分开；②反向插入法：把口咽管的咽弯曲部分向腭部插入口腔，当其内口接近口咽后壁时（已通过腭垂），即将其旋转180°，借患者吸气时顺势向下推送，弯曲部分下面压住舌根，弯曲部分上面抵住口咽后壁
5．位于患者头部的后方，采用仰头举颏法（将头部向后仰，并托牢下颏使其朝上，使气道保持通畅）	怀疑颈部损伤者勿采用此方法，改用推举下颏法
6．将面罩扣住口鼻，采用 EC手法，左手中指、环指、小指（呈 E 字形）托住患者下颏，拇指和示指（呈 C 字形）按住面罩的两端；并用拇指和示指紧紧按住，其余手指则紧按住下颏（图 3-12）	
7．另外一只手挤压球体，将气体送入肺中，规律性地挤压球体，提供足够的吸气/呼气时间，频率10～12次/分	胸廓有可见起伏，切勿过度通气
8．直至缺氧症状改善或抢救工作停止	

续表

操作步骤	要　点
9. 整理床单位及环境	
10. 简易呼吸器用后消毒处理	清洁后，气囊用含氯消毒液擦拭，面罩浸泡于含氯消毒液中消毒
11. 六步洗手法洗手，记录	

【健康教育】

告知家属耐心等待，等候医生告知相关信息。

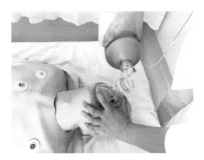

图 3-12　简易呼吸器的使用

七、吸痰技术

【目的】

①清除上呼吸道内的分泌物；②维持呼吸道通畅。

【用物准备】

中心吸引装置或负压吸引器、一次性吸痰管（含无菌手套）、吸引瓶、氧气装置、听诊器、医用垃圾袋、生理盐水。

【评估】

①患者主诉；②生命体征；③是否需要吸痰。

【操作步骤及要点】

操作步骤	要　点
1. 六步洗手法洗手，戴口罩	
2. 携用物至患者床旁，助患者取适宜卧位	
3. 向患者或家属解释吸痰目的及过程	取得配合
4. 检查吸痰管等无菌物品有效期	
5. 检测吸引器负压是否正常	
6. 吸痰前给纯氧或提高氧流量 1~2 分钟	提高血氧含量，降低吸痰时可能出现缺氧
7. 打开吸痰管外包装，手套戴于操作手，再用另一只手取吸引头与吸痰管连接	避免污染手套和吸痰管
8. 暂闭负压，将吸痰管插至气道或人工气道远端	防止气道黏膜损伤及气道内余氧被抽吸
9. 打开负压，拇指和示指旋转上提吸痰管，吸痰管在气道内时间不得超过 15 秒，连续吸引总时间最好不超过 3 分钟（图 3-13）	不可将吸痰管反复在气道内插、提，以免损伤呼吸道黏膜
10. 吸痰过程中，密切观察心电变化及缺氧表现，一旦出现心律失常或 SaO_2 降至 90%，应立即停止吸痰；待生命体征恢复后可再吸	患者剧烈咳嗽时应将吸痰管轻轻拉出，避免过度刺激
11. 痰液黏稠时，先向气管内注入生理盐水或 2% 的碳酸氢钠 3~5ml（遵医嘱）	注意观察患者口唇等有无发绀吸痰用液注明"吸痰用"标记

续表

操作步骤	要　点
12. 更换吸痰管，分别抽吸口、咽部和鼻腔分泌物	口咽部、鼻腔、气道分布不同致病菌，使用不同吸痰管，防治交叉感染
13. 抽吸完毕，待 SaO_2 回升至 98% 以上时，再将氧浓度或氧流量调回原值	提高血氧含量
14. 脱下的手套将吸痰管包裹，丢在医用垃圾袋内	
15. 保护吸引器头，关闭负压	吸引瓶用含氯消毒溶液浸泡消毒。
16. 帮助患者取舒适体位、整理用物	
17. 六步洗手法洗手，记录	记录痰液性质、量

【健康教育】

1. 告知患者吸痰可能会造成黏膜损伤，会有咽部不适。

2. 告知患者在吸痰过程中，一定配合医务人员，有效咳嗽。

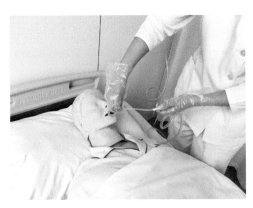

图 3-13　吸痰技术使用

八、心电监护仪的使用方法

【目的】

①监测患者心率、心律的变化，及时识别各种心律失常；②监测患者机体组织缺氧情况。

【用物准备】

治疗车、治疗盘、盐水纱球或酒精、棉签、医嘱单、心电监护仪、电极片、纱布、免洗手消毒液、医用及生活垃圾桶。

【评估】

①患者病情、意识状态及合作程度；吸氧流量；心前区皮肤情况（有无红肿、破溃、多毛、多汗等）；指（趾）甲及末梢循环情况；②病室环境。

【操作步骤及要点】

操作步骤	要　点
1. 检查心电监护仪是否处于完好状态	
2. 备齐所需物品，携用物至患者床旁	
3. 核实患者信息	
4. 向患者及家属解释操作目的，取得其配合	
5. 连接电源，打开心电监护仪开关，根据需要选择导联、波形、报警界限及报警音量等	

操作步骤	要　点
6. 关闭门窗，拉上床帘（或屏风）遮挡	操作过程中注意保暖；注意保护患者隐私
7. 再次核对患者信息	
8. 协助患者取仰卧位，合理暴露胸部，清洁局部皮肤	观察患者心前区皮肤情况（有无红肿、破溃、多毛、多汗等）；避开骨隆突部位，保证电极片与皮肤贴合紧密；有毛发者应剃除，用盐水纱球或酒精清洁皮肤
9. 将电极片连接至监护导联线，贴于患者胸部正确位置（图 3-14） 右上：右锁骨中线第 2 肋间 左上：左锁骨中线第 2 肋间 左下：左腋中线第 5 肋间	不同的心电监护仪有固定的电极安放位置，使用时应按说明书安放。对于躁动患者，应妥善固定电极和导线，避免电极脱落及导线缠绕打折 定时更换电极片及位置，以防时间过久刺激皮肤而发生损伤
10. 协助患者整理上衣，盖好被子	
11. 清洁患者手指或足趾皮肤及指甲，将血氧饱和度传感器正确安放于患者手指或足趾	检查患者指（趾）甲及末梢循环情况；定时更换传感器位置
12. 协助患者取舒适卧位，交代注意事项	密切观察心电图波形，及时处理干扰因素、电极脱落等情况，发现异常应及时告知医生；注意观察电极片周围皮肤，若有异常及时告知医护人员
13. 再次核对患者、垃圾分类处理	
14. 六步洗手法洗手，记录	

【健康教育】

1. 告知患者不可自行移动或摘除电极片，如有不适，请随时告知医务人员。

2. 告知患者及家属避免在监护仪附近使用手机。

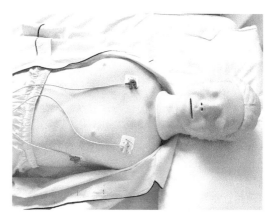

图 3-14　心电监护仪的使用方法

九、呼吸机的使用

【目的】

维持人工呼吸，以达到换气、给氧或药物治疗的效果。

【用物准备】

呼吸机（包括空气压缩泵）、听诊器、蒸馏水、膜肺等。

【评估】

①患者的病情、意识状态及合作程度；②检查气管导管的型号、插管深度及固定情况、听诊双肺呼吸音、测量气囊压力。

【操作步骤及要点】

操作步骤	要 点
1. 连接电源、呼吸机管路、模肺，并进行测试	
2. 确认功能正常后，将呼吸机推至患者床旁	
3. 呼吸机连接电源、供氧及供气管道	
4. 湿化瓶内加入无菌蒸馏水，打开湿化瓶开关	湿化及加温氧气，使患者舒适，防止痰液太干，阻塞呼吸道
5. 遵医嘱调节呼吸机 （1）打开总开关 （2）选择通气方式 （3）调节各项预置参数	呼吸频率、每分通气量、潮气量、吸呼比、呼气压力、呼气末正压、供氧浓度等
（4）打开警报系统	常见的报警原因：①连接管漏气、脱开；②气管插管或气切套管的气囊压力过低或漏气；③气道内有痰，压力过高
6. 检查呼吸机性能及运转情况	
7. 将呼吸机与患者气道紧密连接	
8. 观察呼吸机运转情况，患者两侧胸壁运动是否对称；患者两侧呼吸音是否一致；机器与患者呼吸是否同步	
9. 根据医嘱调节各参数	参数调整后 15～30 分钟遵医嘱行动脉血气分析
10. 呼吸机使用后常规测气管插管或气切套管的气囊压力	每小时测量 1 次，防止气管黏膜坏死

续表

操作步骤	要　点
11. 随时评估呼吸机的使用条件	每4小时检查呼吸机使用条件
12. 整理床单位，取合适体位，若无禁忌将床头抬高 30°~ 45°，拉上床档（图 3-15）	配合不佳、意识障碍患者，遵医嘱给予镇静药物治疗，必要时予肢体约束
13. 定期更换呼吸机管路	按时更换，防止再感染；使用中如果太脏时，也须更换
14. 维持呼吸机清洁状态	每日清洁呼吸机
15. 六步洗手法洗手，记录	

【健康教育】

1. 告知家属使用呼吸机期间，床头要保持抬高，可以预防吸入性肺炎。

2. 患者一定不可自行拔除气管插管，为预防躁动患者拔出管道，需要予肢体约束，请患者及家属配合。

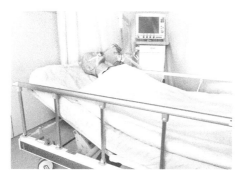

图 3-15　呼吸机的使用

十、中心静脉压监测

【目的】

①监测心脏前负荷，评估右心功能；②评估有效循环血量；③指导液体治疗。

【评估】

①患者病情、意识状态及合作程度；②评估中心静脉导管外露刻度、穿刺点情况、确认导管通畅；③病室环境。

【操作步骤及要点】

操作步骤	要　点
1. 着装整洁、洗手、戴口罩	
2. 核对医嘱	
3. 核对患者，并向患者解释中心静脉压监测（CVP）的目的及过程，以取得同意	床旁评估，查对腕带或床头卡上的床号、姓名、病案号是否正确
4. 患者取平卧位	注意保暖
5. 将压力传感器置于右心房水平（腋中线第4肋间）（图3-16）	注意标记位置，确保每次测量位置一致
6. 嘱患者平静呼吸	
7. 旋转压力传感器上三通，使压力传感器与大气相通，调零	
8. 旋转压力传感器上三通，使压力传感器与中心静脉相通	注意操作后再次核对患者信息
9. 观察波形及读取数值（图3-17、图3-18）	待波形稳定后方可读取数值

续表

操作步骤	要　点
10. 妥善放置压力传感器	严格遵守无菌操作，确保管路连接紧密
11. 洗手，做记录	

【健康教育】

1. 中心静脉压测量通路不可输注血管活性药物，避免引起血压波动。

2. 影响中心静脉压测量的因素有患者咳嗽、躁动、体位变化、机械通气等。

3. 指导患者活动过程中避免管路的牵拉。患者如有不适及时报告医护人员。

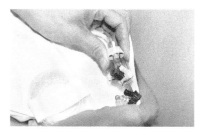 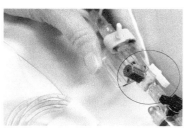

图 3-16　放置压力传感器　　　　图 3-17　放置压力传感器

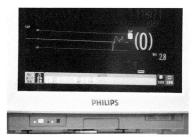

图 3-18　观察波形

参考文献

1. 朱敏，朱京慈. 内科护理技术 [M]. 第 1 版，北京：人民卫生出版社，2012.

2. 尤黎明，吴瑛主编. 内科护理学 [M]. 第 4 版，北京：人民卫生出版社，2006.

3. 蔡柏蔷，李龙芸主编. 协和呼吸病学 [M]. 第 2 版，北京：中国协和医科大学出版社，2010.

4. 陈香美. 血液净化标准操作规程 [M]. 第 1 版，北京：人民军医出版社，2010.

5. 王春英，徐军，房军等. 实用护理技术操作规范与图解 [M]. 第 1 版. 浙江：浙江大学出版社，2015.

6. 江湖，林熹，汪晓媛等. 完全植入式静脉输液港封管液的应用研究进展 [J]. 护士进修杂志，2016，31（10）：881-883.

7. 焦俊琴，苏金娜，李士颖，等. 静脉输液港蝶翼针垫衬敷料的设计与应用 [J]. 护理研究，2014（34）：4309-4310.

8. 吴欣娟，郑建萍. 北京协和医院护理技术操作指南 [M]. 第 1 版，北京：中国协和医科大学出版社，2007.

9. 中华护理学会. 中国压疮护理指导意见 [M]. 第 1 版，2013.

10. 吴欣娟，郑建萍. 北京协和医院护理工作手册 [M]. 北京：中国协和医科大学出版社. 2010.

11. 白继荣. 护理学基础 [M]. 第 2 版，北京：中国协和医科大学出版社，2003.

12. 蔡文智，钟梅. 助产学 [M]. 第 1 版，西安：西安交通大学出版社，2015.

13. 乐杰. 妇产科学 [M]. 第 7 版，北京：人民卫生出版社，2008.

14. 何仲，吴丽萍. 妇产科护理学 [M]. 第四版，北京：中国协和医科大学出版社，2014.

15. 北京协和医院护理部. 北京协和医院护理常规 [M]. 第 1 版，北京：中国协和医科大学出版社，2002.

16. 张学军. 皮肤性病学 [M]. 第 5 版，北京：人民卫生出版社，2001.

17. 吴欣娟. 实用皮肤性病科护理及技术 [M]. 第 1 版，北京：科学出版社，2008.

18. 吴国华，贾高蓉. 皮肤科外用药的使用方法 [J]. 护理研究，2000，14（5）：202.

19. 巫向前，楼建华，沈南平. 儿科护理 [M]. 第一版，北京：人民卫生出版社，2012.

20. John Kattwinkel，叶鸿冒，虞人杰. 中国新生儿复苏指南及临床实施教程 [M]. 第 1 版，北京：人民卫生出版社，2017.

21. 蒋国平，倪笑梅.《2010 美国心脏协会心肺复苏及心血管急救指南》解读 [J]. 浙江医学，2011，33（5）：611-614，618.

22. 王增武，董颖. 2015 年《AHA 心肺复苏与心血管急救指南》解读 [J]. 中国循环杂志，2015，30（Z2）.

23. 费秀珍，王立新. 新生儿护理技术 [M]. 第 1 版，北京：人民军医出版社，2010.

24. 孙强. 北京协和医院医疗诊疗常规乳腺疾病诊疗常规 [M]. 第 1 版，北京：人民卫生出版社，2011.

25. orothy N. S. Chan，Liza Y. Y. Lui&Winnie K. W. So. Effectiveness of exercise programmeson shoulder mobility and lymphoedema after axillary lymph node dissection for breast cancer:systematic review[J]. Journal of Advanced Nursing 66（9），1902-1914. AD

26. 周蓉，王征，程金莲，等. 膀胱冲洗预防泌尿系感染的护理进展 [J]. 护理研究，2006，20（3B）：760-761.

27. 胡月，刘月仙. 留置导尿病人膀胱冲洗的护理 [J]. 全科护理，2008，6（14）：1232-1234.

28. 丛淑娟，齐宝琴，于翠凤. 一次性输液器用于膀胱冲洗 [J]. 四川医学，2000，（21）2：157.

29. 李乐之，路潜. 外科护理学 [M]. 第5版，北京：人民卫生出版社，2013.

30. 吴欣娟，郑建萍. 北京协和医院护理技术操作指南 [M]. 第1版，北京：中国协和医科大学出版社，2008.

31. 胡爱玲，郑美春，李伟娟. 现代伤口与肠造口临床护理实践 [M]. 第1版，北京：中国协和医科大学出版社，2010.

32. 皮红英，丁炎明等. 外科护理技能实训 [M]. 第1版，北京：科学出版社，2014.

33. 郑一宁，吴欣娟. 实用急诊科护理及技术 [M]. 第1版，北京：科学出版社，2008.

34. 姜秀霞，张秀菊，谭艳华. 急诊科护理手册 [M]. 第1版，北京：军事医学科学出版社，2014.

35. 徐丽华. 重症护理学 [M]. 第1版，北京：人民卫生出版社，2008.

36. 姜安丽. 新编护理学基础 [M]. 第2版，北京：人民卫生出版社，2012.

37. 乐杰. 妇产科学 [M]. 第7版，北京：人民卫生出版社，2008.

38. 郑修霞. 妇产科护理学 [M]. 第5版，北京：人民卫生出版社，2012.

39. 吴欣娟，张晓静. 临床护理常规 [M]. 北京：人民卫生出版社，2012.